ro
ro
ro

Kathrin Passig, geboren 1970, ist eine Vordenkerin des digitalen Zeitalters. Sie ist Mitbegründerin der Zentralen Intelligenz Agentur in Berlin sowie des Blogs «Techniktagebuch». 2006 gewann sie in Klagenfurt sowohl den Bachmann-Preis als auch den Publikumspreis. Gemeinsam mit Aleks Scholz veröffentlichte sie auch das «Lexikon des Unwissens» (2007) und das «Handbuch für Zeitreisende» (2020). 2016 wurde Kathrin Passig mit dem Johann-Heinrich-Merck-Preis für literarische Kritik und Essay ausgezeichnet.

Aleks Scholz lebt in Schottland und ist Astronom mit dem Forschungsschwerpunkt Entstehung und Entwicklung von Sternen und Planeten. Zudem ist er Autor, schrieb für den «Merkur», die «taz», «Spiegel Online» und die «Süddeutsche Zeitung»; 2010 gewann er mit seinem Text «Google Earth» beim Bachmann-Wettbewerb den Ernst-Willner-Preis.

Kathrin Passig
Aleks Scholz

Verirren

Eine Anleitung für Anfänger und Fortgeschrittene

Rowohlt
Taschenbuch Verlag

Überarbeitete Neuausgabe
Veröffentlicht im Rowohlt Taschenbuch Verlag, Hamburg, Februar 2022

Covergestaltung zero-media.net, München
Coverabbildung und Grafiken im Innenteil Martin Baaske, Berlin
Satz aus der Swift, InDesign,
bei Pinkuin Satz und Datentechnik, Berlin
Druck und Bindung CPI books GmbH, Leck, Germany
ISBN 978-3-499-62518-3

Die Rowohlt Verlage haben sich zu einer nachhaltigen Buchproduktion verpflichtet. Gemeinsam mit unseren Partnern und Lieferanten setzen wir uns für eine klimaneutrale Buchproduktion ein, die den Erwerb von Klimazertifikaten zur Kompensation des CO_2-Ausstoßes einschließt.
www.klimaneutralerverlag.de

FSC
www.fsc.org
MIX
Papier aus verantwortungsvollen Quellen
FSC® C083411

Inhalt

Einleitung:
Verirren zum Spaß 7

A: Der Anfang
Norden ist da, wo der Daumen rechts ist 17

Das Niagaraexperiment 19
Abschied von der Karte 23
Die erste Verirrung 28
Die reale Virtualität 32
Verirrensursachen I 39
Der Weg zurück 48
Die vier wichtigsten Richtungen 58
Konfluenzen mit Koordinaten 66
Operation Osorno 74

B: Die Fortgeschrittenen
Sie haben Ihr Ziel verfehlt 85

Berge im Kopf 87
Innere Kartografie I 92
Schottland als Biotop 98
Der dreifache Ben Oss 102
Verirrensursachen II 110

Stadien der Verirrung 126
Notizen zur Geschichte des Verirrens 135
Urlaubsdenken 145
Risikomanagement 152

C: Die Unverirrten
Folgen Sie dem unsichtbaren Pfeil 161

Erfahrene irren nie 163
Die Wegweiser der Welt 171
Innere Kartografie II 186
Verirrensursachen III 208
Sehr viel Wasser 218
Das Prinzip Coolness 226
Lob der Unsicherheit 236

Schluss:
Im Dienste der Erkenntnis 247

Quellen 252
Dank 255

Einleitung:
Verirren zum Spaß

Will Turner: «Wie sollen wir mit einem Kompass, der nicht funktioniert, zu einer Insel segeln, die niemand finden kann?»
Mr. Gibbs: «Aye, der Kompass zeigt nicht nach Norden. Aber wir suchen ja auch gar nicht Norden.»

Fluch der Karibik

Verirren hat keine Zukunft. Dank GPS, Google Maps und den zahlreichen Geräten, die davon Gebrauch machen, muss sich heute niemand mehr verirren. Selbst von so entlegenen Gebieten wie dem Mars gibt es detaillierte Landkarten, die man sich im Internet ansehen könnte, wenn es auf dem Mars Internet gäbe. Wir leben in Zeiten, in denen man für wenige Euro zu jedem Zeitpunkt die eigene Position auf wenige Meter genau bestimmen kann. Spätestens seit 2014 gehört das Verirren endgültig der Vergangenheit an. So steht es jedenfalls in der 2007 veröffentlichten «Extinction Timeline», in der die Trendforscher Ross Dawson und Richard Watson Ausgestorbenes und Aussterbendes von 1950 bis 2050 verzeichnen.

Das ist natürlich Quatsch: Verirren wird nie aussterben. Ist etwa das mühsame Herumlaufen ausgestorben, nur weil jemand motorisierte Verkehrsmittel erfunden hat? Im Gegenteil, man trifft sich heute zu Tausenden, um nur so zum Spaß 42 Kilometer zu Fuß zurückzulegen. Ist das langwierige Angeln von Fischen ausgestorben, weil man sie schneller im Kühlregal erlegt? Hört irgendjemand damit auf, zum Spaß im Kopf die Quadratwurzel aus achtstelligen Zahlen zu ziehen, nur weil es

Taschenrechner gibt? Vielleicht war das dritte Beispiel etwas unglücklich gewählt. Aber dass man sich nicht mehr verirren *muss*, heißt jedenfalls nicht, dass man sich nicht mehr verirren *kann*. Gerade wenn das versehentliche Verirren (fast) ausgerottet ist, wird das absichtliche Verirren interessant.

Zugegeben, derzeit hat das Verirren noch ein denkbar schlechtes Image, und Reiseführer wie Ratgeber befassen sich – wenn sie das Thema überhaupt erwähnen – vornehmlich mit der Frage, wie man es vermeidet. Aber das muss nichts heißen. Die Alpen galten bis ins 18. Jahrhundert als hässliche und gefährliche Region, in die man am besten keinen Fuß setzte, und der Wolf wurde erst vor wenigen Jahren in den Stand einer touristischen Attraktion erhoben. Warum soll da nicht auch das bislang ungeliebte Verirren seine Chance bekommen, zur Trendbeschäftigung des 21. Jahrhunderts aufzusteigen?

Es gibt natürlich gute Gründe, warum Verirren unbeliebt ist: Immer wieder führt fehlende Orientierung auf Umwegen zum Tod oder zu verpassten Mahlzeiten. Allerdings liegt das nur selten wirklich am Verirren, sondern vielmehr daran, dass kaum jemand es richtig beherrscht. Wir werden diesen Missstand im Laufe des Buches zu beheben versuchen. Von den vielen Vorteilen des Verirrens ist hingegen zu selten die Rede. Dabei profitiert von einer Beschäftigung mit der schönen Kunst des Umherirrens jeder Mensch, der mit einem normalen Maß an Neugier und Urlaubstagen ausgestattet ist. Die wichtigsten Vorzüge in Kürze:

1. Verirren spart Zeit: Natürlich geht es vordergründig betrachtet schneller, der Karte oder den Anleitungen einer Navigations-App zu folgen, wenn man beispielsweise vom Flughafen London-Heathrow zum Big Ben will. Ohne Anleitung wird man zwangsläufig an den falschen Stellen die U-Bahn-Linien wechseln, man wird beim Verlassen des U-Bahnhofs in die falsche Richtung laufen, um dann mit einigem investigativem Aufwand am Ende doch den Big Ben zu finden, vor allem, weil er recht schwer zu übersehen ist. Eine empirische Faustformel ergibt, dass man ohne Karte und ohne Vorkenntnisse im Mittel sechsmal so viel Zeit benötigt, um vom Flughafen zum Big Ben zu kommen, wie mit diesen Hilfsmitteln. Wer das aber für einen guten Grund hält, dieses Buch wegzuwerfen, hat eindeutig zu kurz gedacht. Denn niemand kommt in seinem Leben nur einmal nach London (oder in eine beliebige andere Stadt, in die man mindestens zweimal kommt). Und beim zweiten Mal interessiert man sich womöglich nicht für den Big Ben, weil Big Ben immer noch derselbe ist, sondern für den Swiss-Re-Tower, das dildoförmige Bankhochhaus im Finanzdistrikt. Mit Hilfsmitteln fängt man wieder von vorne an. Hätte man sich beim ersten Mal gründlich genug verirrt, wäre das unnötig, denn eine goldene Regel besagt, dass man, bevor man den Big Ben findet, alle anderen Sehenswürdigkeiten per Zufall entdeckt. Ehemals Verirrte finden so ohne Recherche und ohne Schwierigkeiten auf Anhieb die gläserne Gurke und sparen viel Zeit. Bei jedem weiteren London-Aufenthalt wird sich dieser Vorgang wiederholen, und am Ende verwechselt der Kartenbesitzer immer noch Tower Bridge und London Bridge, während die Verirr-Expertin längst von Einheimischen nach dem Weg gefragt wird.

2. Verirren spart Geld: Es ist ein teurer Spaß, echte Abenteuer zu erleben. Dank Globalisierung funktionieren die meisten Länder mehr oder weniger gleich – es gibt dieselben Supermärkte, dieselben Biersorten, dieselben Hotelketten. Zudem kann man dank Internet praktisch alles vorher herausfinden, was man zum Überleben im fremden Land braucht. Es gibt zwei Methoden, diese Mechanismen zu umgehen. Entweder man zahlt sehr viel Geld und begibt sich in die wenigen Regionen, die man noch Wildnis nennen kann. Zum Beispiel in die Arktis: keine Supermärkte, kein Bier, kein Hotel, aber Anreisekosten im hohen vierstelligen Bereich. Oder aber man verzichtet auf Vorabinformationen und den Kauf von Landkarten und Reiseführern und spart damit sowohl Zeit (siehe 1.) als auch Geld. Denn für kartenlose Reisende ist jede Gegend Terra incognita, auch wenn es sich nur um die Mecklenburgische Seenplatte handelt (Anreisekosten: unter 100 Euro). Man wird sich zwangsläufig verirren, so wie sich unsere Vorfahren in Mecklenburg verirrt haben, und auf diese Weise seine eigene private Wildnis erschaffen. Geldersparnis pro Abenteuer: einige durchschnittliche Monatseinkommen.

3. Verirren vermeidet Streit: Einer britischen Studie aus dem Jahr 2010 zufolge streiten sich fast 70 Prozent der Befragten mindestens einmal im Monat beim Autofahren, ein Drittel dieser Streits dreht sich um den richtigen Weg. Beliebte Streitanlässe sind: Eine der beteiligten Personen kann (nach Meinung der anderen) nicht navigieren, weigert sich, nach dem Weg zu fragen, oder hat sich vor dem Losfahren nicht über den richtigen Weg informiert. Die Studie wurde von einem Autozubehör-Unternehmen in Auftrag gegeben, vermutlich, um den Umsatz von Navigationsgeräten anzukurbeln. Inzwischen gibt es in den meisten Autos ein bis mehrere solche Geräte. Über den richtigen Weg streiten kann man immer noch. Man kann es aber auch einfach bleiben lassen und sich stattdessen gemeinsam verirren.

4. Verirren ist Urlaub: Die meiste Zeit im Leben gehorchen wir einer grausamen Diktatorin: der Uhr und ihren willigen Schergen Terminkalender, Weckerklingeln und Fahrplan. Der Alltag der mitteleuropäischen Durchschnittsfamilie ist ein unflexibler Prozess. Er gleicht in seiner mechanischen Abfolge den Vorgängen an einem Fließband – ein einziger Fehler, und der Betrieb, das heißt das Leben, gerät ins Stocken. Dieser Hamsterradlauf wird in den allermeisten Fällen auch dann weitergeführt, wenn es gar nicht sein müsste, nämlich im Urlaub. Monate im Voraus werden Landkarten und Reiseführer gekauft, Hotels gebucht, jeder Aspekt der Reise durchgeplant, und nach der Rückkehr teilt man im Internet mit, wie viele Stunden und Minuten man für jede Etappe der Bergbesteigung oder Radtour gebraucht hat. Der sogenannte Urlaub ähnelt in Vorbereitung und Durchführung eher einer Militäroperation als einer Vergnügungsreise. Warum das so ist, darüber ist sich die Forschung uneinig. Ist es zu anstrengend, das enge Zeitkorsett für ein paar Wochen im Jahr abzulegen? Gibt es so etwas wie die Angst vor der freien Zeit? Sind die Reisebüros schuld? Oder herrscht eine heimliche Begeisterung für Militäroperationen? Wie dem auch sei, es gibt ein einfaches, billiges, stressfreies Gegenmittel, man ahnt es: Verirren. Wer im Urlaub nichts anderes vorhat, als sich zu verirren, spart die umfassende Vorausplanung und lässt sich nicht vom Wecker oder den eigenen Ansprüchen verrückt machen.

5. Wer sich verirrt, entdeckt die Welt: Reiseführer leiten in möglichst effizienter Weise von Sehenswürdigkeit A zu Sehenswürdigkeit B. Die logische Folge: Man bekommt nur das zu sehen, wovon andere behaupten, es sei sehenswert. Am Ende des Urlaubs hat man zwar alles gesehen, was im Reiseführer steht, aber darüber hinaus immer noch keine Ahnung, wo man eigentlich war. Verirrungen hingegen verschaffen Reisenden einen vollkommen neuen, angenehm willkürlichen Eindruck von der Urlaubsgegend, außerdem lernt man seine Umgebung viel intensiver kennen als auf herkömmliche Weise. Wer mit einer Landkarte unterwegs ist, starrt mindestens die Hälfte der Zeit in die Karte oder aufs Gerät. Wer ohne

Landkarte auskommt, sieht also doppelt so viel von der Umgebung. Man wird doppelt so viele seltene Tiere, doppelt so viele Burgruinen und doppelt so viele kristallklare Bergseen zu Gesicht bekommen. Mehr noch: Verirrte betrachten die Umgebung, über die sie praktisch nichts wissen, wie mit einer Lupe und entwickeln so die Fähigkeit, auch in scheinbar trostlosen Gegenden Interessantes zu finden. Wer sich im Nebel verirrt und nicht einfach per Kompass den Weg nach Hause finden kann, wird sich jeden Stein ganz genau ansehen, um ihn im Notfall wiederzuerkennen. Auf diese Weise findet man auch den Klippschliefer, der sich in einer Felsspalte versteckt hält, oder wenigstens hin und wieder einen Kronkorken. Mit einer Karte ausgerüstet, wird man die Welt stark verkleinert wahrnehmen und so zwangsläufig zu dem Schluss kommen, dass die jeweilige Umgebung, ob Großstadt oder Wildnis, nur eine begrenzte Anzahl von Einzelheiten enthält, nämlich die, die auf der Karte eingezeichnet sind. In Wirklichkeit ist jeder Quadratmeter der Erde (mit Ausnahme vielleicht einiger Stellen in der Innenstadt von Málaga) voll interessanter Details – wenn man nur genau genug hinsieht. Bei der Gelegenheit lernt man außerdem, wie das eigene Gehirn mit der existenziellen Herausforderung mangelnder Orientierung umgeht. Das ist gut, denn über das Innere des eigenen Kopfes wissen wir viel weniger als über die meisten exotischen Länder.

6. Wer sich verirrt, lebt länger: Auch nach dem Ende des unfreiwilligen Verirrens wird es voraussichtlich noch eine Weile möglich sein, GPS-fähige Geräte im Kofferraum oder zu Hause liegenzulassen. Fehlende Orientierung als Ursache von Unfällen wird daher nicht vollständig aus der Statistik verschwinden. Die kausale Abfolge sieht traditionell wie folgt aus: Zunächst verirrt man sich, dann gerät man in Panik, was einen derart in Anspruch nimmt, dass man nicht mehr in der

Lage ist, auf die eigenen Füße und die im Weg stehenden Hindernisse zu achten, was wiederum zu verstauchten Knöcheln, Beinbrüchen und hässlichen Erfrierungen führt. Es schadet daher nicht, sich eingehender mit der Frage zu befassen: Wie kann man sich verirren, ohne in Panik zu geraten? In Kampfsportschulen lernt man als Erstes das Hinfallen, und Kajakfahrende üben die Kenterrolle, anstatt das Wildwasser ängstlich zu meiden. Aus den gleichen Gründen empfiehlt es sich, hin und wieder den Umgang mit der Orientierungslosigkeit zu üben. Wenn man das Verirren beherrscht, wird man nicht gleich nervös, nur weil man sich im Himalaja oder auf dem Weg zur Post verläuft, und stürzt darum nicht in den nächstbesten Abgrund. So hat man einen sicheren Notausgang für den Fall, dass die Orientierung versagt – man verirrt sich einfach auf kultivierte Art und Weise und stirbt deshalb nicht sofort, sondern später (aus vollkommen anderen Gründen).

7. Karte und Kompass sind Laienwerkzeuge: Viele tausend Jahre vor der Erfindung der Landkarte fanden polynesische Seeleute den Weg von Insel zu Insel, oft über Tausende von Kilometern, in winzigen Holzkanus. Sie navigierten mit Hilfe von Sternen, Sonne, Mond unter guten Bedingungen oder anhand der Wind- und Strömungsrichtung, wenn es bewölkt war. Sie waren in der Lage, die Positionen von Walen, Quallen und Fliegenden Fischen zu lesen und zur eigenen Orientierung zu nutzen. Noch heute gibt es in der Südsee Fachleute, die auf dem Boden von Kanus liegen und anhand verschiedener Strömungen *fühlen*, in welche Richtung sie sich bewegen. Echte Orientierungsprofis kalkulieren die Fehlbarkeit menschlicher Erkenntnis ein, und darum ist kunstvolles Verirren ein wesentlicher Bestandteil ihrer Reisen. Verirren ist nicht das Gegenteil von Orientierung – Orientierungskompetenz ist gleichzeitig auch Verirrenskompetenz.

8. Orientierung ist eine Illusion: Noch vor relativ kurzer Zeit glaubte die Menschheit ihren Standort ganz genau zu kennen – nämlich im Mittelpunkt einer Scheibe, die wiederum im Mittelpunkt des Kosmos liegt. Es hat mehrere tausend Jahre, große Mühen und zahlreiche Updates im Weltbild gekostet, um herauszufinden, dass diese Ansicht falsch ist. Der wissenschaftliche Konsens heute: Wir befinden uns *irgendwo* im Universum. Paradox ist es, wenn im selben Zeitraum, in dem sich diese weise Erkenntnis durchsetzt, Google Maps und GPS erfunden werden, die uns von Neuem die Illusion verschaffen, wir wüssten ganz genau, wo wir uns befinden. In einem engbegrenzten Bereich mag das zwar stimmen, aber das dadurch vermittelte Weltbild ist arrogant, größenwahnsinnig und genauso falsch wie das der Vorsokratiker. Es ist keine große Kunst, auf Anhieb die Akropolis zu finden, darauf muss man sich wirklich nichts einbilden. Wer sich jedoch auf dem Weg durch Athen gründlich verirrt und am Ende alles Mögliche, nur nicht die Akropolis findet, erhält eine praktische Einführung in die verwirrende Natur des Kosmos. Man bleibt bescheiden und erhält sich ein realistisches, undogmatisches Weltbild.

Mit etwas Übung fällt es leicht, dem Verirren vielfältige Vorzüge abzugewinnen. Tatsächlich lautete der ursprüngliche Plan für dieses Buch, eine 250-seitige schöngefärbte Reklameschrift für das Verirren zu erstellen, in großen, blinkenden Leuchtbuchstaben. Dann stellte sich allerdings heraus, dass die bisher existierenden Bücher, die sich mit dem Verirren befassen, auf wenige Regalzentimeter passen. Deshalb blieb uns nichts anderes übrig, als eine – zumindest stellenweise – ernsthafte Betrachtung des Verirrens und seiner Vor- und Nachteile zu schreiben, inklusive der dafür nötigen theoretischen Konzepte. Während die Lesenden im ersten Teil langsam an das

Verirren als Freizeittechnik herangeführt werden, steigen wir anschließend tiefer in die Materie ein und beleuchten Hintergrund, Geschichte, Praxis und Folgen größer angelegter Verirrungen. Im abschließenden Teil geht es dann darum, wie es Fortgeschrittenen gelingt, das Prinzip Verirren zu transzendieren.

Dabei handelt es sich in den Grundzügen um eine empirische Studie. Im Verlauf der Arbeit an diesem Buch verirrten sich die Beteiligten circa zwölfmal in den schottischen Highlands, mehrfach in Kanada und Chile, je einmal in Hawaii, Tschechien, Dublin und auf dem Flughafen von Atlanta sowie zweimal auf dem Nachhauseweg. Abgesehen von den vielen interessanten und noch mehr uninteressanten Dingen, die dabei versehentlich entdeckt wurden, hatte dieses Verfahren einen großen Vorteil: Wer das Verirren erforscht, kann beim Waten durch weglose Sümpfe immer sagen: «Ich bin kein Idiot, ich sehe nur so aus. Ich recherchiere.»

A: Der Anfang

Norden ist da, wo der Daumen rechts ist

Das Niagaraexperiment

> Gegen 11 gingen wir spazieren und verliefen uns. Etwas sehr Bemerkenswertes trug sich zu. Gott nahm Parliament Hill für eine Weile vollständig hinweg. Es war ungemein verwirrend.
>
> *Evelyn Waugh: Tagebuch, 24. Juni 1924*

Den kanadischen Indian Summer muss man sich wie einen Wanderzirkus vorstellen. Jede Woche zieht er ein Stück nach Süden und verwandelt die bislang grünen Wälder in ein Chaos aus Rot, Orange, Gelb. Gleichzeitig hinterlässt er weiter im Norden kahle Bäume und braunes Laub, das von Herbststürmen unordentlich im Land verteilt wird. Jede Woche bespielt der Indian Summer eine neue Gegend, und die Reisenden folgen seiner Wanderung von Norden nach Süden.

Als wir davon Wind bekommen, ist der Wanderzirkus schon an der Südkante des Landes angekommen. Auf dem Weg von Toronto nach Südwesten haben wir abgesehen von rotgelben Laubwäldern nur ein Ziel: auf keinen Fall die Niagarafälle aufsuchen, sondern stattdessen ein paar unbedeutende kleine Wasserkaskaden anderen Namens finden. Dieser Plan scheitert aufgrund einer winzigen Karte, die aus einem Informationsfaltblatt stammt und kurz vor den gesuchten Fällen endet. Nur zwei Tage nach dem Aufbruch landen wir zufällig doch in der Niagara-Gegend. Offenbar geht es nicht anders. Wir nehmen die Herausforderung an.

Wir parken das Auto am Eingang der «Niagara Parks' Botanical Gardens», weil das so klingt, als sei es nah genug für einen Spaziergang zu den Wasserfällen. Ein Blick auf eine beliebige Karte der Gegend hätte gezeigt, dass es von hier noch zehn Kilometer zu den Fällen sind – auf der Straße jedenfalls. Lektion Nummer eins: Für die zurückzulegende Wegstrecke zwischen zwei Orten A und B gibt es zwar eine untere, aber keine obere Grenze.

Direkt östlich des Botanischen Gartens führen steile Treppen zum «Niagara Glen» hinab, in dem auch tatsächlich viel schäumendes Wasser zwischen Felsen dahinfließt. Wir sind ganz offensichtlich auf der richtigen Spur. Weil das Gewässer flussaufwärts noch etwas wilder aussieht als flussabwärts, liegt es auf der Hand, dass sich dort die großen Fälle befinden müssen. Mit etwas gutem Willen kann man schon ein mächtiges Rauschen vernehmen. Wahrscheinlich liegen sie gleich hinter der nächsten Flussbiegung. So denken wir auch noch nach der dritten Flussbiegung, die immer noch mehr Fluss und Wald, aber keinen Wasserfall ins Gesichtsfeld rückt. Schon länger gibt es keinen Pfad mehr. Links der brodelnde Fluss, vor uns weglose Wildnis, rechts die senkrechte Flanke der Schlucht, weit über uns die Straße mit den Eisverkäufern und allen sonstigen Annehmlichkeiten der Zivilisation. Der Fluss schlägt Haken durch den Fels, springt über Steine und benimmt sich überhaupt auf recht charismatische Art und Weise. Die Badebuchten am Ufer erscheinen oft minutenlang friedlich und glatt, um sich dann ohne erkennbaren Anlass in brodelnde Kessel zu verwandeln. Wasser ist eben unberechenbar, voller Turbulenzen und Chaos. Straßen dagegen sind vergleichsweise langweilig. Seit mehreren Stunden haben wir jetzt niemanden mehr getroffen. Wir kommen nur langsam voran, weil die Natur uns lauter interessante Dinge in den Weg stellt. Wer vorneweg läuft, hat zwar den Vorteil, sich den Weg durch Gebüsch, Felsen und von den Klippen heruntergeworfenen Sperrmüll aussuchen zu können, muss aber zum Ausgleich die Spinnennetze aus dem Weg räumen, in denen

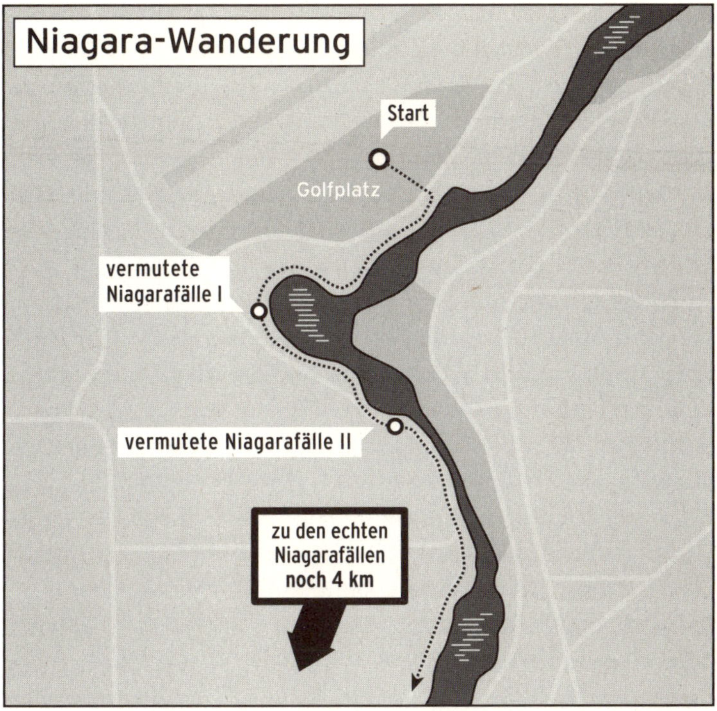

riesige Tiere auf Verirrte warten. Wir könnten umkehren, aber was würde das bringen? Langsam verschwindet die Sonne am oberen Ende der Schlucht.

Etwa vier Kilometer nördlich der Niagarafälle verengt sich die Schlucht und zwingt den Fluss durch einen schmalen Korridor. An dessen Ende biegt das Tal im rechten Winkel nach Osten ab. Weil das Wasser eine Weile braucht, um das zu verstehen, sammelt es sich hinter der Engstelle in einem Becken und dreht ein paar sinnlose Runden, bevor es nach einigem Nachdenken beschließt, ordnungsgemäß weiterzufließen. Die Engstelle jedoch enthält eine Serie an spektakulären Stromschnellen, die angeblich zu den gefährlichsten der Welt zählen, und ist damit die zweite wichtige Touristenattraktion, die der Niagara River zu bieten hat. Man erreicht die «Whirlpool Rapids» bequem, indem man knapp 20 Dollar bezahlt, an der Straße einen Aufzug besteigt, durch den Felsen nach unten fährt, um dann ein paar Minuten auf einer Aussichtsplattform zu stehen und versonnen ins schäumende Wasser zu sehen. Das alles kann man überall nachlesen – uns war es dank sorgfältiger Vermeidungsstrategien unbekannt.

Als unsere Verwunderung über das Ausbleiben der Niagarafälle und unser Missmut über die Spinnen im Gesicht ihren Höhepunkt erreichen, taucht aus dem dunklen Unterholz ein Geländer auf. Das Geländer gehört zur Aussichtsplattform ebenjener «Whirlpool Rapids». Über das Geländer klettern wir zurück in die Zivilisation. Das schäumende Wasser interessiert uns nicht mehr so sehr, die kalten Getränke in dem Getränkeautomaten auf der Plattform dafür umso mehr. Der Aufzug zurück in die Zivilisation ist von unten übrigens kostenlos.

Wir gelangen an diesem Tag doch noch zu den Niagarafällen. Vom oberen Ende des Whirlpool-Aufzugs sind es nur noch etwa vier Kilometer auf einer weitgehend spinnenfreien Straße. Statt zehn Minuten mit dem Auto haben wir etwa fünf Stunden zu Fuß benötigt. Aber dafür waren wir seit Langem die ersten Menschen, die die Niagarafälle vollkommen auf sich allein gestellt gefunden haben, ohne Karte, ohne Wegbeschreibung und nur mit einer vagen Vorstellung von ihrer Existenz. So ungefähr muss sich der französische Priester Louis Hennepin gefühlt haben, der im Jahre 1678 vermutlich als erster Europäer die Fälle entdeckte und sich von ihrer Größe und Macht äußerst beeindruckt zeigte. Im Jahr 2005 stellt sich nun heraus, dass die Niagarafälle von einem dichten Unterholz aus Luxushotels, Kasinos und Restaurants umgeben sind. Die Entdeckung der Welt schreitet eben unaufhörlich voran.

Abschied von der Karte

Verirren, heisset in eigentlichem Verstande von einem ordentlichen und gewöhnlichen Wege abkommen, dergleichen einem Reisenden sonderlich in den Wäldern leicht begegnen kan.

«Verirren», aus: Zedlers großes vollständiges Universallexicon aller Wissenschaften und Künste, 1732–1754

Es ist heute nicht einfach, sich auf dem Weg zu den Niagarafällen zu verirren. Das liegt vor allem an der Menge an leicht verfügbaren Informationen über die Lage und die Besonderheiten aller wichtigen geografischen Orte auf dem Planeten. Große Verlage und Outdoor-Unternehmen haben nichts anderes im Sinn, als Menschen *davon abzuhalten, sich zu verirren*. Diese Instanzen sind unsere natürlichen Gegenspieler. Der erste wichtige Schritt auf dem Weg zum qualifizierten Verirrten ist es daher, die allgegenwärtigen Reiseführer und Landkarten als das zu begreifen, was sie sind: eine Bedrohung. Danach kann man damit beginnen zu lernen, wie man am besten nichts über Weg und Ziel weiß.

Unkenntnis ist eine wichtige Grundvoraussetzung für richtiges Verirren. Man kann sich in der Gegend der Niagarafälle nur verirren, wenn man sich vorher gründlich damit befasst, nichts über die Topografie dieser Region zu erfahren. Insbesondere hilft es, über keine Landkarte zu verfügen. Landkarten sind Spielverderber. Sie sagen einem vorab, was man auf dem Weg zu seinem Ziel zu erwarten hat. Es ist, als würde man einen Film sehen, dessen genaue Handlung und Ende schon in allen Einzelheiten bekannt sind. Aus kaum verständlichen

Gründen kommt jedoch fast niemand auf die Idee, zu verreisen, ohne sich vorher genau über Verlauf und Ende der Reise zu informieren. Jedes Jahr besuchen 15 Millionen Touristen die Niagarafälle, obwohl sie *ganz genau wissen*, was sie dort erwartet. Es ist ein großes Mysterium. Sie erforschen nicht die Welt, sondern ihre Vorstellung davon. Zunächst erstellen sie ein Modell der Zielgegend in ihrem Kopf, basierend auf den Informationen, die andere Leute vorher zusammengetragen haben. Dann gleichen sie das Modell mit der Wirklichkeit ab – eine klassische wissenschaftliche Vorgehensweise. Die Entdeckung des Planeten Neptun im Jahr 1846 lief zum Beispiel nicht anders ab: erst ein Modell ausdenken, dann vorhersagen, wo sich der Planet aufhält, dann nachsehen, ob er auch wirklich dort ist. Was bei Neptun gut funktioniert hat, wirkt bei den Niagarafällen albern. Auf diese Art beweisen jedes Jahr 15 Millionen Menschen durch ihren Aufenthalt an den Niagarafällen, dass die Reiseführer recht haben. Mehr findet man so aber kaum heraus.

Der erste Schritt zum Verirren ist es daher, nicht auf die Karte zu sehen. Am leichtesten widersteht man der Versuchung, wenn man gar keine hat, weder aus Papier noch auf den Geräten. Das kostet am Anfang etwas Überwindung, vergleichbar etwa mit dem Abmontieren von Stützrädern am Fahrrad oder dem ersten Mal im tiefen Wasser ohne Schwimmflügel. Und ähnlich wie beim Radfahren und beim Schwimmen wird es beim ersten Mal nicht sofort klappen. Die Anfängerin wird sich in schwachen Momenten die Karte zurückwünschen. Sie wird zeitweilig ihre Entscheidung verfluchen, zum Beispiel dann, wenn ihr andere von all den Sehenswürdigkeiten vorschwärmen, die sie am Urlaubsort besichtigt haben, während sie vorwiegend in Industriegebieten und Vorstädten herumgeirrt ist. Aber es wird sich am Ende auszahlen.

Wir haben mit den Niagarafällen absichtlich ein harmloses Beispiel für den Anfang ausgewählt. Es gibt dort weder Gletscherspalten noch wilde Tiere, die sich diese Bezeichnung durch regelmäßigen Verzehr von Menschen verdienen. Dasselbe Prinzip lässt sich jedoch grundsätzlich auf jede Gegend der Welt anwenden. In der Wahl ihrer Ziele unterscheiden sich Unerfahrene von Profis, die einen verirren sich besser im Ruhrgebiet, die anderen im australischen Outback.

Chris McCandless gehörte zur zweiten Kategorie. Der junge Amerikaner lebte jahrelang auf der Straße, in den Wäldern, in der Wüste, in Abkehr von der Zivilisation. Im Frühjahr 1992 trampte er nach Alaska, um sein Ideal zu verwirklichen. Jon Krakauer schreibt dazu in seinem Buch «Into the Wild»: «McCandless sehnte sich danach, unerforschtes Territorium zu durchwandern, einen weißen Fleck auf der Landkarte zu finden. Leider gab es 1992 keine weißen Flecken mehr auf der Landkarte – weder in Alaska noch anderswo. Aber Chris fand eine elegante Lösung für das Problem: Er nahm einfach keine Karte mit. Wenigstens in seinem Kopf war das Land immer noch unbekannt: *terra incognita.*» McCandless soll hier nicht als Vorbild dienen, denn er kam bei seinem Unterfangen um. Das Mantra der Verirrten sollte lauten: Wenn man dabei stirbt, war es nur halb so gut. Wenn überhaupt.

Auf der Suche nach einer akademischen Definition des Begriffs «Verirren» stößt man auf Kenneth Hill, Professor für Psychologie an der Universität Saint Mary in Halifax in Kanada. Hill ist einer der wenigen Forscher weltweit, die sich vorwiegend mit dem Verirren befassen. Der Schwerpunkt seiner Forschung liegt auf dem Verhalten verirrter Personen. Wenn man – so seine Argumentation – weiß, wie Verirrte denken, was sie bewegt und wie sie sich bewegen, kann man sie leichter retten. An dieser Stelle wird bereits deutlich, dass es Hill nur um die Unterkategorie der hilflos Verirrten geht, denn nur solche müssen gerettet werden. Für uns sind seine Forschungen vor allem nützlich, um herauszufinden, wie man es anstellen kann, möglichst wenig gerettet werden zu müssen. Deshalb wird Kenneth Hill noch häufiger eine Rolle spielen.

Hills Definition des Verirrtseins hat zwei Teile: Die verirrte Person weiß zum einen nicht, wo sie sich in Relation zu bekannten Orten befindet. Zum anderen ist die verirrte Person nicht imstande, die Orientierung wiederzuerlangen. Diese Definition ist für unsere Zwecke untauglich, denn zumindest der zweite Teil impliziert, dass Verirren in jedem Fall problematisch ist. Sie bedeutet auch, dass man sich unmöglich in Städten oder zivilisierten Landstrichen verirren kann, wo es normalerweise genügt, auf der Straße jemanden zu fragen. Auch die eingangs geschilderte Episode auf dem Weg zu den Niagarafällen hätte mit Verirren nichts zu tun, denn natürlich hätten wir jederzeit einfach zurück zum Auto laufen können. Legt man den strengen Maßstab von Hill an, wird man es als Neuling schwer haben. Wir brauchen also eine Definition für den Zustand, in dem man nur ein bisschen verirrt ist – und zwar freiwillig.

Hills Definition lässt sich unserem Zweck leicht anpassen, indem man «nicht können» durch «nicht wollen» ersetzt: Zum einen *will* die verirrte Person nicht wissen, wo sie sich in Relation zu bekannten Orten befindet. Zum anderen ist sie – zumindest vorübergehend – *nicht daran interessiert*, die Orientierung wiederzuerlangen. Ungefähr das ist es, was wir mit Verirren meinen.

Will man vermeiden, dass aus dem gewollten Verirren eine Notlage wird, aus dem «Nicht-Wollen» unfreiwillig ein «Nicht-Können», dann muss man sich ein Repertoire an Techniken und Kenntnissen aneignen, mit deren Hilfe man sich aus der selbstverschuldeten Desorientierung wieder befreien kann. Nur wenn man jederzeit in der Lage ist, das Verirrspiel zu beenden, kann man wirklich behaupten, das Verirren zu beherrschen. (Niemand würde sagen, er könne schwimmen, nur weil er imstande ist, in tiefes Wasser zu springen.) Für den Anfang sind die Selbstrettungsstrategien denkbar einfach; sie umfassen so naheliegende Kulturtechniken wie «Menschen ansprechen» und «Taxi rufen», wir werden das im Einzelnen noch durchgehen. Profis dagegen müssen praktisch alles über ihre Umgebung lernen, bevor sie ernsthaft daran denken können, sich in ihr zu verirren. Doch darüber später mehr.

Die erste Verirrung

Er hatte keine Ahnung, wo er sich befand. Wenn man am Wittenbergplatz auf den Autobus 1 klettert, an der Potsdamer Brücke in eine Straßenbahn umsteigt, ohne deren Nummer zu lesen, und zwanzig Minuten später den Wagen verlässt, weil plötzlich eine Frau drinsitzt, die Friedrich dem Großen ähnelt, kann man wirklich nicht wissen, wo man ist.

Erich Kästner: «Fabian»

Im Unterschied zur Wissenschaft kann sich die Weltliteratur kaum über einen Mangel an Auseinandersetzung mit dem Verirren beklagen. Die Erfahrung, nicht zu wissen, wo man sich aufhält, hat offenbar Auswirkungen auf den Arbeitsprozess von Kunstschaffenden, anders lässt sich die Vielzahl der erfundenen Irrfahrten nicht erklären. Vielleicht verirren sich Autorinnen und Autoren auch einfach unverhältnismäßig oft. Vermutlich hat alles mit Odysseus angefangen, der sich mit seinen Gefährten auf der Heimfahrt vom Krieg um Troja gründlich im Mittelmeerraum verirrte und auf dem Weg eine Reihe von bizarren Abenteuern erlebte. Nicht etwa, weil er nicht wusste, wo er sich befand, sondern weil es damals noch einäugige Riesen und Sonnengötter gab.

Die Odyssee stellt so etwas wie den Prototyp aller Irrfahrten dar. Odysseus selbst gilt als Vorbild für einen ganzen Katalog von verirrten und darüber hinaus verwirrten Menschen in der abendländischen Literatur. Dabei hatten Odysseus und seine Zeitgenossen es sehr einfach mit dem Verirren. In einer Zeit, in der die Erde nur aus Griechenland und Mittelmeer besteht und ungefähr an der Stelle von Marokko die Unterwelt vermutet wird, reicht eine minimale Verkettung unglücklicher Umstände, und schon findet man jahrelang sein Zuhause nicht mehr. Odysseus musste keine Landkarte wegwerfen, um sich zu verirren, denn er hatte überhaupt keine. Er musste auch keinen Ratgeber kaufen, um sich verirren zu können. Stattdessen geriet er einfach in ein paar Stürme, die sein Schiff in Gegenden spülten, die vorher noch kein Mensch gesehen hatte. Glückliche, sorgenfreie Zeiten waren das damals.

Wir dagegen müssen zu Tricks greifen, um die Orientierung zu verlieren und die erste kleine Odyssee zu erleben. Hier ist ein Vorschlag: Man suche sich einen Startort und einen Zielort, die mindestens ein paar Kilometer auseinanderliegen. Ideal sind zwei Dörfer mit nichts als Wald und Wiesen dazwischen oder zwei U-Bahn-Stationen in einer großen Stadt oder zwei Kneipen in unterschiedlichen Stadtteilen. Wichtig ist, dass sowohl Start als auch Ziel in Gegenden liegen, deren Topografie man nur unzureichend kennt, wofür es normalerweise ausreicht, sich ein paar Meter von seiner Wohnung wegzubewegen. Natürlich ist die Benutzung von Landkarten und GPS strikt zu unterlassen, sowohl vor dem Ausflug als auch währenddessen. Noch ein Hinweis: Durch Auswahl von Start- und Zielort trifft man gleichzeitig eine Entscheidung über das Areal, in dem man sich verirren wird. Es ist wissenschaftlich erwiesen, dass man sich überdurchschnittlich oft auf dem Weg von A nach B verirrt, also grob gesagt in der Nähe von A und B – und nicht etwa ganz woanders. Wer als Startort Kathmandu wählt, die Hauptstadt Nepals, und als Ziel Lhasa in Tibet, darf sich nicht wundern, wenn er unterwegs auf ein paar recht hohe Berge trifft. Für den Anfang nimmt man vielleicht besser Orte, für die zumindest sichergestellt ist, dass sie sich in Mitteleuropa befinden.

Dieses Experiment kann natürlich auch schiefgehen. Im

schlimmsten Fall führt ein breiter, geteerter Radweg direkt von A nach B, gänzlich ohne hilfreiche Eigenschaften wie unbeschilderte Kreuzungen oder Sackgassen. Durch solche Umstände sind schon zahllose Menschen zu uninteressanten Spaziergängen gezwungen worden. Aber es gibt einen einfachen Ausweg: den Weg verlassen. «Den Weg verlassen» ist das ultimative Rezept zum Verirren. Haken schlagen, ein, zwei Rechts-links-Kombinationen in unbekanntes Terrain, Wegweiser ignorieren, und schon fängt man an, heimlich nach dem Stand der Sonne zu sehen – ein klares Zeichen, dass man sich erfolgreich verirrt hat.

Wege sind eine wundervolle Einrichtung. Trampelpfade kennzeichnen das Ergebnis einer über lange Jahre geführten demokratischen Abstimmung bezüglich der besten Strecke zwischen zwei Orten. Sie symbolisieren Zivilisation, Klarheit, Struktur, im Unterschied zum Chaos der weglosen Wildnis. Wege vereinfachen das oft mühsame Geschäft der Fortbewegung, speziell, wenn zwischen A und B nichts als Sumpf und Busch liegen. Andererseits sind Wege auch Konventionen; sie geben aus einer unendlich großen Anzahl von möglichen Routen eine vor, und alle rennen hinterher. Insofern halten Wege Menschen davon ab, sich Gedanken über die Umgebung zu machen, Gedanken über Steine, Pflanzen, Gewässer, Richtung, Orientierung. Wege nehmen uns viel Arbeit ab, aber leider auch Arbeit, die überaus interessant ist.

Ein gespaltenes Verhältnis zu Wegen ist ein Markenzeichen der Verirrensfachleute. Wenn man sie fragt, wie am besten von A nach B zu gelangen sei, werden sie zum Beispiel nie sagen: «Einfach dem Weg folgen.» Stattdessen ist eine Antwort wie diese hier wahrscheinlicher: «Lauf ungefähr in die Richtung des Kirchturms am Horizont.» So nämlich gehen Erfahrene vor: Wege nicht ignorieren, aber wahrnehmen als das, was sie sind – eine von vielen Optionen, von A nach B zu gelangen. Es ist nichts falsch daran, über Zäune zu steigen, quer über Felder zu laufen oder durch Bäche zu waten, auch wenn der Weg uns das einzureden versucht.

Eric Newby kündigt im Sommer 1956 seinen Job, der mit Frauenkleidern zu tun hatte, um mit seinem Freund, dem britischen Diplomaten Hugh Carless, nach Afghanistan zu reisen und dort einen furchteinflößenden Berg im Hindukusch zu besteigen. Die beiden sind schlecht ausgerüstet und haben keine Ahnung vom Bergsteigen, dafür aber viel Ahnung vom Improvisieren. In einem verlassenen Tal in der Provinz Panjshir ignorieren Newby und Carless die Straße, weil es anderswo bequemer aussieht, und kommen daraufhin beinahe um, als sie einen reißenden Strom zu überqueren versuchen. Ihr afghanischer Begleiter bemerkt weise: «Es gibt nur einen Weg, und das ist der Weg der Straße.» Hugh Carless interessiert sich nicht besonders für Weisheiten. Wenige Kilometer später überquert die Straße einen Fluss, Carless jedoch wandert alleine und weglos am anderen Ufer weiter. Wie Newby bald herausfindet, verwandelt sich die Straße in einen Schlammpfuhl und verläuft außerdem in wirren Schleifen. Carless ist ohne Straße deutlich früher am verabredeten Rastplatz. «Es gibt nur einen Weg, und das ist der Weg der Straße», hält er dem Afghanen entgegen, der errötet. Newbys Bericht über den «Spaziergang im Hindukusch» wurde sein erfolgreichstes Buch.

So verhält es sich mit Wegen. Oft sind sie nützlich und brauchbar. Dann aber auch wieder nicht. Man weiß es immer erst hinterher.

Die reale Virtualität

Es ist übrigens sehr auffallend, daß die Einwohner einer Gegend oder eines Orts immer von den Gegenständen oder Merkwürdigkeiten derselben am wenigsten Bescheid wissen und weil sie an ihren Anblik gewöhnt sind, gar keine Aufmerksamkeit darauf wenden.

Friedrich August Köhler:
«Eine Alb-Reise im Jahre 1790 zu Fuß von Tübingen nach Ulm»

Ein Ansatz, um Verirrungen und den Umgang damit zu üben, sieht wie folgt aus: Man betrachte die echte Welt so, als sei sie ein Computerspiel. Gemeint sind nicht die Simulationen von Autorennen, in denen man mit 300 Stundenkilometern durch Fußgängerzonen manövriert, auch nicht Spiele, in denen es vor allem darauf ankommt, die Raumschiffe von Außerirdischen zu vernichten. Nein, es geht hier um dreidimensionale virtuelle Welten, in denen man eine Figur bewegt, die spezifische Aufgaben zu erfüllen hat. Im Interesse seiner Umgebung sollte man allerdings darauf verzichten, Spiele in die materielle Welt zu übertragen, bei denen die Aufgabe im Wesentlichen darin besteht, alle Mitlebewesen umzubringen. Der verallgemeinerte Ablauf solcher Abenteuerspiele sieht ungefähr wie folgt aus: Eine Person, zum Beispiel ein Avatar des Spielers, wird in eine Umgebung gesetzt. Die Umgebung kann aussehen wie eine normale Landschaft, aber auch wie eine exotische Galaxie mit metallischen Wesen, denen Qualm aus den Ohren kommt und dergleichen mehr. Auf solche Dinge muss man in virtuellen Welten immer gefasst sein. Über die Landschaft verstreut sind interaktive Elemente, die für den Spielverlauf von Bedeutung sein könnten, zum Beispiel Werkzeug, das man aufsammeln muss, um später irgendeine Aufgabe zu bewältigen, oder magische Flecken, an denen man sich Superkräfte zulegen kann. Die Spielenden erkunden die Landschaft, finden heraus, was sie zu tun haben, bewältigen die Aufgabe und landen daraufhin im nächsten Level, einer neuen Umgebung, wo alles von vorne losgeht.

Dieses Konzept auf die materielle Welt zu übertragen, soll nun das Ziel unserer Übung sein. In vieler Hinsicht ist die Realität das perfekte Computerspiel: Komplizierte Farbverläufe und Lichtreflexe sehen einfach eine Idee besser aus als in der besten Simulation, zudem hört die Umgebung nie an einer Stelle auf, nur weil das Entwicklungsteam keine Lust mehr hatte. (Beziehungsweise ist es vielleicht genau so, nur sind wir noch nicht bis zu dieser Grenze vorgestoßen.) Andererseits sind richtige Überraschungen, zum Beispiel fliegende Monsterkröten, in der echten Welt normalerweise seltener als in virtuellen Umgebungen. Womöglich liegt das aber auch nur daran, dass wir uns zu sehr an die Realität gewöhnt haben.

Das Vorhaben gelingt am besten in Gegenden, die von Menschen eingerichtet worden sind, zum Beispiel ausgedehnte Parklandschaften oder Golfplätze. Aus offensichtlichen Gründen wirken reine Naturlandschaften weniger «echt» im Vergleich zu virtuellen Welten als künstlich angelegte Landschaften. Außerdem empfiehlt es sich, zu Tageszeiten unterwegs zu sein, in denen man selten Menschen begegnet – warum, wird gleich klar werden.

Der zentrale Punkt beim Vorankommen im Computerspiel «Realität» ist das sorgfältige Untersuchen der Umgebung. Unter normalen Umständen ist die Interaktion mit der Umgebung beim Spazierengehen auf erschreckende Weise eingeschränkt. Man geht aufrecht, man sieht normalerweise nach vorne, ab und zu vielleicht auch mal nach links und rechts. Wenn man einen guten Grund hat, zum Beispiel Aussicht, dann bleibt man vielleicht auch mal eine Weile stehen, aber das ist schon die Ausnahme. Die einzigen Körperteile, die direkten Kontakt zur Welt haben, sind die Füße, in seltenen Fällen eventuell noch die eine oder andere Hand. Wir behaupten zwar, dass wir uns jetzt «draußen» befinden, aber in Wahrheit halten wir dieses Draußen für ein wenig schmutzig und dumm und überhaupt unserer vollen Beachtung nicht würdig. Es mag an dieser Stelle wie so dahingesagt klingen, aber genau diese Einstellung ist abzulegen, wenn man es mit dem Verirren ernst meint und dabei nicht umkommen möchte.

Nicht sterben ist ein abstraktes Ziel. Einfacher ist es, sich vorzustellen, man müsse den Eingang zum nächsten Spiellevel finden und auf dem Weg eventuell die eine oder andere Superkraft mitnehmen. Dafür reicht es nicht, aufrecht durch die Gegend zu spazieren und frische Luft einzuatmen. Man muss stehen bleiben und die Bestandteile der Umgebung genau überprüfen. Das Astloch im Baum, die Muschel am Strand, seltsam geformte Feldsteine, die Algen im Flussbett, der kleine Vogel, der so auffällig über dem Busch kreischt – das alles könnten hilfreiche Hinweise sein, die das Entwicklungsteam ins Spiel eingebaut hat. Die Natur ist voll von Informationen, die man zumindest aufmerksam zur Kenntnis nehmen sollte, auch wenn man sie nicht sofort versteht. Wer weiß, der Feuerstein mit dem Loch in der Mitte könnte in Level 4 noch lebensnotwendig sein, wenn die Krötenarmeen mit den roten Augen angreifen. Es könnte auch entscheidend sein, regelmäßig die Haltung zu verändern, um sich zum Beispiel eine andere Perspektive auf die Umgebung zu verschaffen. Immer nur stehen und laufen führt eventuell dazu, dass man die wichtigen Informationen übersieht. Deshalb ist es gut, regelmäßig Episoden einzubauen, die Liegen, Sitzen, Krabbeln, Robben oder das Besteigen von Bäumen vorsehen. Kinder tun das häufig, und wenn man ihnen so dabei zusieht, bekommt man den Eindruck, dass sie mehr Spaß am Draußensein haben als Erwachsene. Und hat man jemals beobachtet, dass ein Eichhörnchen ständig in ein und derselben Pose durch die Gegend rennt? Wohl kaum, es passt seine Körperhaltung flexibel der Umgebung an. Lernen wir vom Eichhörnchen, denn es hat mehr Ahnung von Computerspielen als wir.

Bei der Wahrnehmung unserer Umgebung sind wir stark auf einen Kanal fokussiert: das Ansehen. Dabei sind die Menschen mit exotischen Organen ausgestattet, die es ihnen erlauben, so bizarre Dinge wie Geräusche und Gerüche wahrzunehmen, von haptischen Empfindungen ganz abgesehen. Orte sehen nicht nur irgendwie aus, sondern riechen und klingen auch irgendwie. Leider werden diese Art Sinneseindrücke häufig vernachlässigt. Wie oft erlebt man es schon, dass Leute Urlaubsgeräusche aufnehmen, um sie zu Hause ihren Bekannten vorzuspielen? Damit beschränken wir unnötig die Menge an Informationen, die uns die Umgebung mitteilt. Wir brauchen alle verfügbaren Daten. Was mag es zu bedeuten haben, dass der fahle Mond genau in der Verlängerung der Linie steht, die durch die zwei auffällig riechenden Tannen beschrieben wird, jedenfalls wenn man sie auf dem Bauch liegend anpeilt? Und was will uns die Welt mitteilen, wenn sie die Lichter im Hochhaus am Horizont so anordnet, dass sie ein großes F bilden? Wo kommt das dumpfe Klopfen her, und was bedeutet es? Welche versteckte Botschaft liegt in dem halb abgewaschenen Graffito, von dem nur noch «F K F O L!» zu erkennen ist? Ob der scharfkantige Vorsprung im Felsen wohl ein Hebel sein könnte, der einen versteckten Mechanismus in Gang setzt? Und in welchem hohlen Baum sind die Nüsse versteckt? Es gibt so viel herauszufinden, man wird den ganzen Tag damit beschäftigt sein.

Diese Form der Weltbetrachtung gab es schon, als Computerspiele noch aus Holz geschnitzt waren. Im Surrealismus, im Dadaismus, im Nihilismus, im Situationismus und in der Psychogeografie sind im 20. Jahrhundert diverse spielerische Strategien zur Erforschung von Landschaften entstanden. Meistens waren diese Landschaften Städte, denn die lagen zum einen bequem vor der Wohnungstür der zuständigen Künstlerinnen und Philosophen, zum anderen ging es den Beteiligten häufig um den Protest gegen die zunehmende Vereinheitlichung und Ödnis ihrer städtischen Umgebung. Der Zufall, das Verirren, die absichtliche Verwendung falscher oder entstellter Karten spielt in diesen Welterkundungsverfahren eine wichtige Rolle.

Beim *dérive* oder Umherschweifen wirft man alle herkömmlichen Herumlaufensmotive über Bord und überlässt sich ganz den anziehenden und abstoßenden Elementen, den Strömen und Fixpunkten seiner Umgebung. Der Situationist Iwan Wladimirowitsch Schtscheglow erklärte in einem Brief: «Das dérive kann ein Dauerzustand sein wie das Pokerspiel in Las Vegas, aber nur für gewisse Zeit. Für manche ist das ein Wochenende, eine Woche ist guter Durchschnitt, bei einem Monat gelangt man an seine Grenzen. 1953–1954 dérivierten wir drei oder vier Monate am Stück. Das ist das äußerste Limit. Ein Wunder, dass es uns nicht umgebracht hat.»

Eine neuere Spielart dieser Strömungen ist Latourex, das «Laboratoire de Tourisme Experimental». Die 1990 gegründete Organisation widmet sich der Erforschung touristischer Praktiken mit Hilfe experimenteller Techniken. Die «Expedition zum K2» sieht etwa die gründliche Erkundung des Stadtplanquadrats K2 einer beliebigen Stadt vor, beim «Flughafentourismus» macht man 24 Stunden Urlaub auf einem Flughafen, ohne ein Flugzeug zu besteigen, und bei der «Alternierenden Reise» wendet man sich immer abwechselnd nach rechts und nach links, bis man vor einem Gebäude oder an einem Fluss strandet und nicht mehr weiterkommt. Latourex ist eine nomadische Organisation ohne Büro, es gibt keine Dokumente oder Statuten, und alle Mitglieder tragen den Titel «Generalsekretär». «Um Generalsekretär von Latourex zu werden, sollte man entweder an einem Latourex-Experiment teilgenommen oder es wenigstens ernsthaft vorgehabt haben. Kann keins der Kriterien erfüllt werden, genügt auch der unwiderstehliche Drang, Generalsekretär von Latourex zu werden», so der Generalsekretär von Latourex, Joël Henry, im «Lonely Planet Guide to Experimental Travel».

Es ist Zeit, zuzugeben, dass es sich bei dem Ansatz mit dem 3-D-Adventure-Spiel und der Übertragung auf die materielle Welt lediglich um einen Trick handelt. In Wahrheit geht es darum, zwei Ziele zu erreichen: Zum einen soll das Gehirn von einer seiner Grundaufgaben *abgelenkt* werden, nämlich die Orientierung zu behalten. Konzentriertes Spazierengehen reicht nicht aus, um sich zu verirren; man braucht zudem den unbedingten Willen, zusätzliche Schutzschilde gegen Laserwaffen aufzuspüren und die versteckten Goldbarrendepots zu finden. Selbstvergessen folgt man dem krächzenden Geräusch durch Felder und Wiesen, bevor man bemerkt, dass vorne und hinten plötzlich nicht mehr klar unterscheidbar sind und der Weg zurück praktisch überall sein könnte. (Hier zahlt es sich aus, wenn man für seine ersten Übungen mit der realen Virtualität nicht die Wüste Gobi ausgewählt hat, obwohl man dort sicherlich wochenlang ungestört spielen könnte, sondern das Waldstück hinter dem Haus.) Zum Zweiten bietet das Spiel einen idealen Anlass, die eigene Umgebung gründlich und aus allen Richtungen unter die Lupe zu nehmen. Niemand geht heute mehr raus, um Nüsse zu suchen, obwohl das auch ganz interessant sein kann. Man braucht eine gute Ausrede. Deshalb wurde hier das imaginäre Computerspiel als Ersatzmotivation eingeführt. Der Trick dient einem guten Zweck, denn er hilft dabei, sich auf das Dasein als Verirrexpertin oder -experte vorzubereiten.

Es ist nämlich so: Was wir über eine Landschaft im Kopf behalten, hängt vor allem davon ab, wie wir mit ihr umgehen. Wer nur aufrecht durch den Park geht, wird deutlich weniger von der Gegend erfahren als diejenigen, die durch jeden Busch kriechen. Ein möglichst vielfältiges Bild der Umgebung zu erstellen, ist aber eine der wichtigsten Voraussetzungen, um mit Verirrungen kompetent umzugehen. Bisher wissen wir noch nicht, was wir mit den gesammelten Erkenntnissen anfangen sollen. Noch glauben wir, wir brauchten den Stand des Mondes, den seltsam geformten Stein und das Versteck der Nüsse, um in einem virtuellen Abenteuer bestehen zu können. In Wahrheit jedoch geht es um das Erreichen des nächsten Levels in der Realität.

Verirrensursachen I

Wenn der Augentäuscher, dessen Äußeres an einen morschen Stamm erinnert, sich in entsprechender Pose auf die Hinterbeine stellt und einen Wegweiser an einem Bergweg vortäuscht, indem er die Vorübergehenden auf Abwege lockt und die Hinabgestürzten dann verschlingt, um sich zu stärken – wenn er, sage ich, so handelt, dann nur, weil der Ordnungsdienst im Reservat sich nicht um die Wegweiser kümmert, von denen die Farbe abblättert, wodurch sie morsch werden und jenem Tier gleichen. Jedes andere Wesen täte an seiner Stelle das Gleiche.

Stanisław Lem: «Sterntagebücher»

Das Hinterherlaufen

Die Fähigkeit, anderen vertrauensvoll hinterherzutrotten, macht einen zu einem angenehmen Mitmenschen, der nicht den ganzen Tag «Also, wenn du mich fragst, ist das ein Umweg!» nörgelt. Nebenbei sorgt sie dafür, dass man sich überdurchschnittlich häufig verirrt. Und zwar auf eine von zwei Arten: Entweder verliert die Person, der man wie das Entenküken seiner Mutter folgt, selbst die Orientierung. Dann steht man gemeinsam da und guckt ratlos in eine unbekannte Gegend. Oder man muss aus irgendeinem Grund den Rückweg allein finden, was im Film regelmäßig dann vorkommt, wenn alle Ortskundigen von Zombies gefressen worden sind. Im Alltag steht man vor dem zweiten Problem beispielsweise dann, wenn man in fremden Städten oder weniger vertrauten Stadtteilen mit anderen Menschen unterwegs war und jetzt allein nach Hause finden soll. In der Natur gibt es weniger harmlose Varianten, wenn Einzelne von ihrer Gruppe getrennt werden und plötzlich ohne sie zurechtkommen müssen.

So ergeht es zum Beispiel dem Briten Reup Brooks, als er im Mai 1993 mit seinen zwölf und vierzehn Jahre alten Söhnen und einem Freund den schottischen Ben Nevis besteigt. Die Sichtweite in der Gipfelregion beträgt etwa 20 Meter, was dort nicht ungewöhnlich ist. Auf dem Gipfel überlässt Brooks Karte und Kompass seinem Freund. Beim Überqueren des Gipfelplateaus bleibt der jüngere Sohn kurz stehen, um seine Jacke aus dem Rucksack zu nehmen. Sein Vater wartet, während die anderen beiden vorausgehen. In ihrer Eile, wieder Anschluss zu finden und dem Gipfelnebel zu entkommen, verfehlen Vater und Sohn den – für schottische Verhältnisse gut ausgebauten – Weg nach unten und geraten in den «Surgeon's Gully», eine Schlucht, die immer steiler abfällt, bis sie an einem 30 Meter hohen Wasserfall endet. Die beiden können weder vor noch zurück, rufen sechs Stunden lang um Hilfe und werden schließlich bei Einbruch der Dunkelheit vom Lochaber Mountain Rescue Team gerettet.

Das Hinterherlaufen eignet sich ausgezeichnet als schneller Einstieg in den vollständigen Orientierungsverlust. Es empfiehlt sich lediglich, dafür etwas dichter besiedelte Gegenden zu wählen, in denen man sich nicht gleich von Rettungsteams mit Hubschraubern aus der Verirrung extrahieren lassen muss.

Das Mehrfach Vorhandene Element

«Die Abzweigung war gleich nach der Pferdekoppel», sagt sich der Wanderer, oder «an dem abgestorbenen Baum da». Dabei kann es in der Umgebung unüberschaubar viele Pferdekoppeln, abgestorbene Bäume und Weggabelungen geben.

Dem Wanderer jedoch wird erst auf dem Rückweg klar, dass das, was er für ein eindeutiges Merkmal hielt, in Wirklichkeit mindestens zweimal existiert. Für unterschiedliche Menschen sehen sich unterschiedliche Dinge ähnlich; eine Spezialistin für Pferde oder Bäume wird mit den genannten Beispielen weniger Probleme haben, sich aber dafür in der Stadt womöglich merken, «an der Litfaßsäule mit der Zigarettenwerbung rechts abbiegen». Häufig führt das Mehrfach Vorhandene Element mitten in die Verirrung, wenn man sich auf dem Stadtplan einen Weg einzuprägen versucht (eine aussterbende Technik aus dem 20. Jahrhundert). «An der großen Kreuzung rechts abbiegen» merkt man sich, um dann festzustellen, dass die meisten unterwegs auftauchenden Kreuzungen ganz schön groß aussehen. Die Coen-Brüder haben dem Mehrfach Vorhandenen Element am Ende des Films «Fargo» ein Denkmal gesetzt: Steve Buscemi vergräbt den Koffer mit dem Lösegeld an einem Zaunpfahl im Schnee. Der Zaunpfahl gehört zu einem Zaun. Der Zaun erstreckt sich in beide Richtungen bis zum Horizont. Der Lösegeldkoffer taucht nie mehr auf.

Eine Alltagsvariante sind Gebäude mit zwei Aufzügen, die einander gegenüber oder schräg versetzt liegen und auch bei Menschen, die dort regelmäßig ein und aus gehen, zu 180-Grad-Verdrehungen des gesamten Gebäudes führen können. Ein verwandtes Problem schildert der Verirrensforscher Erik Jonsson: «Ein Freund erzählte mir, wie er nach einem Einkauf in einem großen Einkaufszentrum sein Auto dort nicht wiederfand, wo er sicher war, es geparkt zu haben. Schließlich wusste er, warum. Beim Einkaufszentrum befanden sich zwei gleiche Parkhäuser an den gegenüberliegenden Seiten des Gebäudes, und er suchte zwar am ‹richtigen› Ort, aber im falschen Parkhaus.» Gebäude mit zu vielen Symmetrieachsen bringen dieselben Probleme mit sich. Der Berliner Hauptbahnhof hat – wie viele andere Bahnhöfe – zwei identische Eingangsbereiche, die den

Besuchern Möglichkeiten zur überraschenden Erkundung seines Innenlebens bieten. Für den Fall, dass man unbedingt einen Zug erreichen möchte, rät der Berliner Blogger Markus Angermeier: «Am Hauptbahnhof Berlin findet man sich gut zurecht, wenn man den nächsten Ausgang nimmt und dann wieder da reingeht, wo man hinmuss.»

Als Mehrfach Vorhandenes Element eignet sich so gut wie alles, auch Orientierungspunkte, die man mit einer gewissen Berechtigung für einmalig halten könnte. In ihrer Essay-Sammlung «A Field Guide to Getting Lost» überliefert Rebecca Solnit die Geschichte eines Jägers in den Rocky Mountains. Er bricht von einem Plateau auf und merkt sich zur späteren Orientierung einen charakteristischen Gipfel. Was er nicht weiß: Auf der anderen Seite des Plateaus gibt es einen ganz ähnlichen Berg. «Von seinem Standort aus war eine der beiden Berggruppen hinter Bäumen verborgen, sodass er später genau die falsche Richtung einschlug. Fest davon überzeugt, dass sein Ziel gleich hinter der nächsten oder übernächsten Anhöhe lag, wanderte er Tag und Nacht bis zur völligen Erschöpfung und Unterkühlung.» Solche Konstellationen sind letztlich aber doch eher selten. Für den Anfang prägt man sich daher besser «Das Auto parkt vor einem Supermarkt» ein oder «Peter wohnt in einem weißen Haus».

Der Trügerische Freund

Auch Orientierungspunkte, die im weiten Umkreis eindeutig nur ein einziges Mal existieren, können sich als Trügerische Freunde erweisen. Fast alle Türme der Welt sehen aus allen vier Himmelsrichtungen gleich aus und ermöglichen daher bequem eine Orientierungsverdrehung um 90, 180, 270 oder – bei runden Türmen – beliebig viele Grade. (Verdrehungen um 360 Grad bleiben im Allgemeinen folgenlos.) Selbst

Bauwerke mit nur zwei identischen Ansichten sind immer noch verwirrend genug. Dazu Erik Jonsson: «In Paris gibt es den Triumphbogen auf der Place de l'Étoile, der symmetrisch in zwei Achsen angelegt ist. Von welcher Seite auch immer man auf den Triumphbogen blickt, er sieht immer grundsätzlich gleich aus. Ich musste diese bittere Erfahrung machen und mein Lehrgeld zahlen, als ich einmal mit einem Freund durch Paris fuhr. Wir kamen auf die Champs-Élysées und wollten am Triumphbogen links abbiegen, was aber bedeutete, dass man nahezu um den ganzen Triumphbogen herumfahren musste. Wer Paris kennt, weiß, dass das der reinste Albtraum ist, denn zum Platz führen zwölf Straßen und der Verkehr ist ein Wahnsinn. Ich verzählte mich beim Abzählen der Straßen und versuchte verzweifelt, mich erneut zu orientieren, indem ich zum Triumphbogen schaute, erkannte aber bald, dass dieser Orientierungspunkt zu widersprüchlich war, um sich daran orientieren zu können. Ich weiß nicht mehr, wie oft wir in diesem nervtötenden Kreisverkehr herumfuhren, bis wir endlich herausfanden – zwar nicht dort, wo wir wollten, aber lebend, und das war in jenem Moment für uns das Wichtigste.» Reisende, die mehr Zeit und Geduld mitbringen als Erik Jonsson, können mit Hilfe solcher Türme ganz andere Viertel der Stadt entdecken als geplant.

Das Variable Element

Ein zeitweise verlässlicher Orientierungspunkt wie ein auffällig blau gestrichenes Haus, ein Werbeplakat oder eine Baustelle können von heute auf morgen ihr Aussehen ändern und für die Navigation nutzlos werden. Wenn man sich auf einem großen Parkplatz nur merkt, dass man gleich neben dem weißen Lieferwagen geparkt hat, wird man bei der Rückkehr lange nach dem Auto suchen – im Unterschied zu Leuten, die sich ihren Standort relativ zu dauerhafteren Elementen wie der Parkplatzeinfahrt oder den umliegenden Gebäuden merken. Gebäude entstehen oder verschwinden – außer in Berlin – nur ganz selten innerhalb der üblichen Parkdauer.

Aber es muss nicht der Orientierungspunkt selbst sein, der sein Aussehen verändert. Wechselnde Sichtverhältnisse sorgen dafür, dass ein Weg, der bei schönem Wetter an einer leicht erkennbaren Felswand oder einem Abgrund entlangführt, bei Nacht oder Nebel zu einem völlig anderen Weg wird, der an gar nichts mehr entlang und eventuell auch nirgendwohin führt. Wo im Sommer ein See liegt, sieht man im Winter nur eine verschneite Fläche. Wer sich diese Variante des Variablen Elements zunutze machen will, muss allerdings so viel Zeit für seinen Ausflug einplanen, dass die Jahreszeiten zwischen Hinweg und Rückweg Gelegenheit erhalten, sich zu ändern.

Das Total Überzeugende Element

Wenig findet die Natur lustiger als einen Menschen, der einen Satz mit «Wir können unmöglich falsch sein, weil ...» beginnt. Wer sich schon öfter anhand eines untrüglichen Zeichens auf dem richtigen Weg wähnte, nur, um am Ende in Australien herauszukommen, setzt vielleicht nur noch auf große, unübersehbare, eindeutige Merkmale. Was nicht heißt, dass man dadurch nicht mehr auf Abwege gerät. Wolfgang Linke, der Autor von «Orientierung mit Karte, Kompass, GPS», berichtet aus der Praxis: «Selbst entlang einer Leitlinie muss man wachsam bleiben. Ich fühlte mich zu sicher, als wir in Lappland auf dem Rückweg von einer Skiwanderung auf den Bach stießen (Auffanglinie), der an unserer Unterkunft vorbeiführte (Leitlinie), allerdings tief eingeschnitten, zugeschneit und mit vielen Windungen. Also hielt ich es nicht mehr für nötig, auf den Kompass zu schauen. Als ich es doch wieder tat, liefen wir genau in die Gegenrichtung. Die Erklärung: Ein anderer Bach war in ‹unseren› Bach eingemündet, und dem waren wir dann stromauf gefolgt. Dass er viel weniger Wasser führte, war an den wenigen offenen Stellen nicht aufgefallen, und die vielen Schlingen, bedeckter Himmel, Müdigkeit und das falsche Gefühl der Sicherheit hatten den ‹Richtungssinn› gründlich getäuscht.» Den festen Glauben, auf dem richtigen Weg zu sein, gründet man also, wenn man sich gern verirren möchte, am besten auf einen einzigen Anhaltspunkt. Je mehr man sich beim Gehen oder Fahren wegen eines scheinbar eindeutigen Wegs in Sicherheit wiegt, desto schneller gerät man in unterhaltsame Verirrungen.

Die Ablenkung

Menschen, die sich auf eine interessante Tätigkeit konzentrieren, können die Einzelheiten ihrer Umgebung so vollständig ausblenden, dass sie ohne jede Orientierung dastehen, wenn sie aus ihrer Trance erwachen. In der Verirrenspraxis sind die klassischen Auslöser dieser Verirrung die Jagd, das Pilzesuchen, das Heidelbeersammeln und das versunkene Betrachten des eigenen Handys beim Gehen.

Der Ethnologe Claude Lévi-Strauss beschreibt in «Traurige Tropen» eine mehrstufige Verirrung in Brasilien. Als er auf einem Maultier einigen Eingeborenen durch den Dschungel folgt, verliert er zunächst seine Begleiter aus den Augen. «Ohne daß ich es merkte, befand ich mich plötzlich allein im Busch und hatte jede Orientierung verloren. Was tun? In den Büchern steht, daß man die anderen durch einen Gewehrschuß alarmieren soll. Also steige ich von meinem Tier herunter und schieße. Nichts. Beim zweiten Schuß glaube ich, eine Antwort zu hören. Ich gebe einen dritten Schuß ab, der nur die Folge hat, daß mein Maultier erschrickt; es trabt davon und bleibt in einiger Entfernung stehen. Methodisch entledige ich mich meiner Waffen und meines Fotomaterials, lege alles zu Füßen eines Baums nieder, dessen Position ich mir merke. Dann laufe ich dem Maultier nach, das ich in friedlicher Verfassung sehe. Es läßt mich an sich herankommen und flüchtet genau in dem Augenblick, da ich die Zügel zu packen glaube, wiederholt dieses Manöver etliche Male und lockt mich immer weiter fort. Verzweifelt mache ich einen Satz und klammere mich mit beiden Händen an seinen Schwanz. Von diesem ungewöhnlichen Verfahren überrascht, verzichtet es darauf, mir zu entrinnen. Ich steige in den Sattel und will mein Material holen. Aber wir hatten uns so sehr im Kreis gedreht, daß ich es nicht mehr finden konnte.»

Nach dieser Jagd experimentiert Lévi-Strauss mit einigen weniger empfehlenswerten Navigationstechniken. «Weder das Maultier noch ich wußten, welchen Weg [die anderen] genommen hatten. Bald entschied ich mich für irgendeine Richtung, der das Tier widerstrebend folgte; bald ließ ich die Zügel locker, und es lief im Kreis herum. Die Sonne näherte sich bereits dem Horizont, ich hatte keine Waffe mehr und erwartete jeden Augenblick einen Hagel von Pfeilen. Vielleicht war ich nicht der erste, der sich in dieser feindseligen Gegend herumtrieb; jedenfalls waren meine Vorgänger nie wieder zurückgekehrt. Und ganz abgesehen von meiner Person war mein Maultier eine höchst begehrenswerte Beute für Leute, die kaum etwas zu beißen hatten. Und während ich diesen düsteren Gedanken nachhing, lauerte ich auf den Augenblick, da die Sonne untergehen würde, denn ich hatte den Plan gefaßt, den Busch in Brand zu stecken, da ich immerhin noch Streichhölzer besaß.»

Unfreiwillig Verirrte neigen dazu, eine schwierige Situation durch Verzweiflungstaten noch schlimmer zu machen. Vielleicht liegt solchen Ideen die Vorstellung zugrunde, es müsse doch einen schnellen Ausweg aus der Verirrung geben, eine Art mentaler Abkürzung. Die Verirrten weigern sich, die Realität zu akzeptieren, und suchen nervös nach dem «Spiel-beenden»-Schalter. Zum Glück kommt Lévi-Strauss nicht dazu, seinen Plan umzusetzen: «Kurz bevor ich mich dazu entschloß, hörte ich Stimmen: Zwei Nambikwara waren umgekehrt, sobald man meine Abwesenheit bemerkt hatte, und seit Mittag meinen Spuren gefolgt; mein Material und meine Waffen wiederzufinden, war für sie ein Kinderspiel. In der Nacht geleiteten sie mich zum Lager, wo die anderen warteten.»

Der Verhaltensgeograf Joseph Sonnenfeld, der die Orientierungstechniken der Iñupiat an der Nordküste Alaskas untersucht hat, berichtet über eine traditionelle Technik, die Ablenkung in den Griff zu bekommen. Bei seinen Interviewten ist eine Arbeitsteilung zwischen den Ehepartnern üblich: Während der Mann in unübersichtlichem Gelände der Spur eines Tiers folgt, übernimmt die Frau die Verantwortung für Orientierungsfragen, sodass am Ende wenigstens eine der beiden den Rückweg kennt. Der Nachteil: «Allerdings muss die Frau, wenn es Zeit ist, wieder auf den Weg zurückzufinden, häufig mit ihrem Mann darüber streiten, wo man sich befindet und in welcher Richtung der Rückweg liegt. Sie ist sich ganz sicher, wo die beiden sich aufgehalten haben, und er ist nicht bereit, zuzugeben, dass er während der langen Verfolgung der Beute durch wegloses Gelände die Orientierung verloren hat.» Hier bietet sich die Gelegenheit, nicht nur Verirr- und Zurückfindefähigkeiten zu üben, sondern auch den Umgang mit verirrensbedingten Sekundärkonflikten. Die interviewten Iñupiat raten in solchen Fällen übrigens zur Geduld. Bei Uneinigkeiten folgt man dem verwirrten Freund oder Verwandten so lange auf seinem Irrweg, bis er seinen Fehler einsieht. «Man streitet sich nicht, wenn man da draußen unterwegs ist. Man erklärt es einmal, das muss reichen. Danach geht man einfach mit.»

Der Weg zurück

«Ist das die Straße nach Mallow?», fragte ich.
Sie blinzelte in die Sonne und sagte: «Vielleicht, vielleicht auch nicht.
Auf jeden Fall ein sehr schöner Tag zum Verirren.»

«Serendipity in Dripsey», lifewiththreedogs.blogspot.com

Nach diesen ersten Vorübungen und Versuchen wird es Zeit, sich darüber Gedanken zu machen, wie man die freiwillige Verirrung wieder beendet. Die eigenständige Rückkehr ist ein Markenzeichen einer guten Verirrung, wie schon im Kapitel *Abschied von der Karte* angedeutet. Niemand will sich von anderen den Weg zeigen lassen oder am Ende gar um Hilfe rufen müssen. Wir brauchen ein Arsenal an grundlegenden Strategien, die uns zurückführen auf sicheres, bekanntes Terrain. Im Folgenden soll es nur um die Strategien gehen, die keine explizite Kenntnis von Himmelsrichtungen voraussetzen. Himmelsrichtungen gibt es zwar, man kann aber problemlos auch ohne sie existieren. Wir haben eine Reihe von populären Methoden einem gründlichen Test unterzogen, unter besonderer Berücksichtigung der Bedürfnisse Unerfahrener.

1. Zielloses Umherirren: Vielleicht nicht gerade eine Strategie, aber vor allem in Großstädten der einfachste, wenn auch nicht unbedingt schnellste Weg zurück. In Berlin zum Beispiel muss man kaum länger als eine halbe Stunde laufen, bis man auf eine Bushaltestelle, eine U-Bahn-Station oder einen Taxistand stößt. Praxistipp: Je höher die Bevölkerungsdichte in der Region, umso sicherer wird Umherirren zum Ziel führen, das heißt zu einem festen Bezugspunkt, von dem aus man sich wieder orientieren kann. Vorsicht also in Wäldern, Wüsten und Weltmeeren, hier empfiehlt es sich, eine andere Strategie zu wählen. Gesamturteil: 2 von 10.

2. Dem Weg folgen, und zwar irgendeinem Weg: Wege werden oft nicht zum Spaß angelegt, sondern führen zu einem Ziel, wenn auch nicht unbedingt zu einem, das den Verirrten unmittelbar weiterhilft. Beispiele für komplett nutzlose Endpunkte von Wegen: Kuh- oder Pferdeweiden, verriegelte Wochenendhäuser, Hochsitze, Bootsanlegestellen, Berggipfel, Wildfütterungsstellen, geodätische Messpunkte, Trinkwasserreservoirs. An so einem Punkt angekommen, ist es ratsam, einfach umzukehren und das andere Ende des Weges zu finden. Brauchbare Strategie in Städten, wo einem ohnehin meist nichts anderes übrig bleibt. Die einzigen Risiken bestehen darin, am Ortsausgangsschild oder aber in einer Sackgasse zu landen. Es gilt dasselbe wie für das Umherirren: keine sehr effiziente Technik, nur bei hoher Bevölkerungsdichte einzusetzen. Gesamturteil: 4 von 10.

3. Einfache Regeln befolgen: «Alle Flüsse fließen in die Zivilisation» ist ein häufiger Ratschlag für Verirrte, der oft stimmt, da braucht man sich nichts vorzumachen. Aber in dem einen Fall, in dem man ihn befolgt, endet der Fluss ganz sicher in einem Sumpf oder einem Karpfenteich. Im Buch «Surviving the Unexpected Wilderness Emergency» von Gene Fear, einem amerikanischen Survival-Ausbilder, findet sich dieser interessante Tipp: Man ist am stärksten, wenn man zum eigenen Geburtsort schaut. Man muss also nur nacheinander in unterschiedliche Richtungen sehen und von einem Begleiter zum Beispiel die Kraft im Oberarm testen lassen, schon weiß man, wo der Geburtsort liegt. Bitte schieben Sie die Schuld nicht auf uns, wenn Rettungsmannschaften Sie später vorwurfsvoll ansehen. Gesamturteil: zwischen 0 (Geburtsort-Regel) und 3 (Flüsse-Regel) von 10.

4. Immer geradeaus gehen: René Descartes, offenbar ein Fan dieses Verfahrens, rät den Reisenden, die «sich im Walde verirrt finden», sie sollten «nicht bald hierhin, bald dorthin schweifen, noch weniger auf derselben Stelle stehenbleiben, sondern immer soviel wie möglich gerade und nach derselben Richtung fortgehen (...); denn so werden sie, wenn auch nicht, wohin sie wollen, doch wenigstens an irgendein Ziel kommen, wo sie sich wahrscheinlich besser befinden werden als mitten im Walde.» Ein Fehlurteil des großen Philosophen. Laut Kenneth Hill handelt es sich um eine überraschend populäre Strategie, die allerdings bestenfalls in großen Städten jemals von Nutzen war. Oft ist sie begleitet von der Überzeugung, das Ziel liege «genau da», wobei man gemeinhin auf dichtes Unterholz zeigt. Davon abgesehen, dass Menschen selbst in einfachem Gelände normalerweise nicht geradeaus gehen können, sondern im Kreis laufen (siehe Kapitel *Der dreifache Ben Oss* S. 102), erschwert die Topografie dieses Vorhaben noch zusätzlich. Unbeeindruckt davon schlagen sich Verirrte durch Büsche, klettern über Zäune und überqueren oft sogar Straßen in ihrem Geradeauswahn. Häufig sieht man diese Technik bei Menschen, die ihre Navigationsfähigkeiten deutlich überschätzen. Ein untaugliches bis gefährliches Unterfangen. Gesamturteil: 1 von 10.

5. Wege ausprobieren: Allmählich dringen wir zu eher wissenschaftlichen Methoden vor, und Wissenschaft erfordert gewöhnlich Geduld. In diesem Fall sucht man sich einen Startpunkt in Form einer Wegkreuzung. Von dort aus probiert man der Reihe nach alle Wege durch. Man läuft eine Weile, hält nach bekannten Landschaftsfeatures Ausschau und kehrt wieder um. Es handelt sich um eine systematische Durchmusterung der verfügbaren Wege. Hat man alle durch, kann man entweder dasselbe an einer anderen Kreuzung wiederholen oder aber etwas vollkommen anderes ausprobieren. Ein vielversprechender Lösungsansatz für alle, die es nicht eilig haben. Gesamturteil: 6 von 10.

6. Richtungen ausprobieren: Dasselbe wie eben beschrieben, nur ohne Wege, wobei als Startpunkt eine markante Stelle (z.B. ein knorriger Baum) Verwendung findet. Alle Nachteile des oben beschriebenen Geradeausgehens treffen auch hier zu, aber in Gegenden ohne ausreichend Wege eventuell eine brauchbare Alternative. Wichtig: nie den Startpunkt aus den Augen verlieren, sonst findet man nicht mehr dorthin zurück, und die gesamte Mühe war umsonst. Im günstigsten Fall hat man am Ende einen guten Überblick über ein paar Quadratkilometer der Umgebung und identifiziert die beste Route zurück. Gesamturteil: 5 von 10.

7. Sitzen bleiben: «Staying Put» ist ein Klassiker unter den empfohlenen Rettungsstrategien, unter anderem, weil es die Verirrten wenig Mühe kostet, oder besser gesagt, sie nicht überfordert. Es überträgt die Verantwortung für die Rettung der im Durchschnitt hoffentlich kompetenteren Außenwelt. Aber obwohl fast jeder weiß, dass Sitzenbleiben in Notlagen Sinn machen könnte, tun es die wenigsten, meist unter Zuhilfenahme von Argumentationen wie «Bestimmt sind wir gleich da» oder «So schlimm ist es auch wieder nicht» (mehr über die zwiespältige Natur des Staying Put folgt im Kapitel *Der Zufall als Helfer*). Unsere Prämisse lautet jedoch: Verirren soll gar nicht zu einer Notlage führen, und darum ist Sitzenbleiben normalerweise keine vernünftige Option. Es sei denn, man möchte unbedingt alles über einen Ort herausfinden, dessen genaue Lage man nicht kennt – ein durchaus lohnendes Ziel. Gesamturteil: 4 von 10.

8. Überblick verschaffen: Es ist eine gute Angewohnheit, im Zuge einer Verirrung einen erhöhten Standpunkt aufzusuchen – einen Berg oder Turm, einen Baum (nur für gute Kletterer), manchmal reicht auch eine Brücke. Es gibt nichts Besseres als erhöhte Standpunkte. Von dort sieht alles viel kleiner aus, Landmarken sind klar zu erkennen, es ist ein bisschen wie Google Maps. Die meisten Städte verfügen mindestens über ein großes, weithin sichtbares Bauwerk, einen Fernsehturm, einen Dom, eine Burg. Diese Bauwerke gilt es zu identifizieren und sich den Weg dorthin einzuprägen. Dann kann man wieder hinabtauchen in die unübersichtlichen Niederungen. Einzige Einschränkung hier: Von erhöhten Standpunkten kann man auch herunterfallen. Gesamturteil deshalb nur: 8 von 10.

9. Backtracking: Für Unerfahrene bedeutet das so viel wie: denselben Weg einfach zurückgehen. Eindeutig handelt es sich hier um eine hervorragende Strategie, sofern die Verirrten zum einen etwas Geduld und ein gutes Gedächtnis mitbringen und zum anderen sich den Weg gut eingeprägt haben. Fortgeschrittene verbinden diese Technik in der Wildnis mit der Kunst des Spurenlesens, sie verfolgen buchstäblich ihre Spuren zurück. Es kann nicht schaden, bei jedem Verirrvorhaben eine Umkehrzeit festzulegen, zu der man das Unternehmen beendet und ins Backtracking einsteigt. Dieser gute Vorsatz jedoch liegt in ständigem Konflikt mit schon erwähnten Geisteshaltungen wie «Ich bin gar nicht verirrt» oder «Bestimmt weiß ich nach der nächsten Kurve wieder Bescheid». Der Outdoor-Journalist Jon Krakauer schreibt in seinem Bestseller «Into Thin Air» über das Everest-Unglück von

1996, bei dem 15 Menschen ums Leben kamen: «Weil der Wind die Spuren der vor mir abgestiegenen Kletterer verweht hatte, fiel es mir schwer, die richtige Route zu identifizieren. (...) Am Morgen hatte ich mir auf dem Weg nach oben Mühe gegeben, den Routenverlauf auf diesem Abschnitt ständig zu verfolgen, ich hatte häufig nach unten gesehen, mir Orientierungspunkte gesucht, die mir auf dem Abstieg nützen konnten, und mir zwanghaft das Gelände eingeprägt: ‹An dem Pfeiler, der wie ein Schiffsbug aussieht, musst du nach links. Dann an der dünnen Schneelinie entlang, bis sie eine scharfe Kurve nach rechts macht.› Das hatte ich mir viele Jahre zuvor antrainiert, es war ein Drill, zu dem ich mich bei jeder Klettertour zwang, und am Everest hat mir diese Gewohnheit vielleicht das Leben gerettet.» Den Worten «antrainiert» und «zwang» in Krakauers Bericht kann man entnehmen, dass der gute Vorsatz, sich den Rückweg einzuprägen, keineswegs genügt. Für Ungeübte handelt es sich deshalb um eine der untauglichsten Strategien überhaupt. Ein wesentlicher Nachteil zudem: Wenn man bereits verirrt ist, ist es für diese Technik zu spät. Gesamturteil: 5 von 10, und auch das nur dann, wenn man sich nicht auf sein Gedächtnis verlässt, sondern Fotos vom Rückweg anfertigt.

10. Pullover umdrehen: Schweden ist ein Land voll unübersichtlicher Waldgegenden, in denen man sich gründlich verirren kann. Deshalb haben die Menschen dort Spezialtechniken zur Bewältigung von Orientierungsproblemen entwickelt: «Schließlich ist man so durcheinander», schreibt der Verirrensforscher Erik Jonsson, «dass man nicht einmal mehr sein eigenes Haus wiedererkennt. Wenn es so weit gekommen ist, dann muss man seinen Pullover umdrehen oder das Vaterunser von hinten aufsagen.» Im ersten Fall glaubt der schwedische Wanderer, von der Skogsnuva verhext worden zu sein, einer Art Waldnymphe, die zum Spaß Menschen in die Irre führt. Zieht man sich um – und dazu genügt, wenn nichts anderes da ist, das Wenden des Pullovers –, wechselt man gewissermaßen seine Identität. Dann erkennt die Skogsnuva einen nicht mehr, und man ist von ihrem Bann befreit. Wo es keine Skogsnuva gibt, verspricht das Aufsagen des Vaterunsers rückwärts mehr Erfolg, denn es lenkt die Konzentration für mehrere Minuten vollständig von seinem Problem ab. (Es muss kein Vaterunser sein; jeder andere Text von mittlerer Gedichtlänge, den man vorwärts auswendig kennt, eignet sich genauso gut.) Danach dreht sich das Denken nicht mehr im Kreis, die Wanderer können sich unvoreingenommen umsehen und erkennen mit etwas Glück, dass sie vor dem eigenen Haus stehen. Auch bei weniger dramatischen Problemen kann der therapeutische Einsatz absurder Elemente das Gehirn aus seiner Routine rütteln und so die Erkenntnis befördern. Also ruhig mal auf einem Bein durch die Stadt hüpfen, wenn gerade kein U-Bahn-Plan zur Hand ist. Gesamturteil: 8 von 10.

11. Den Weg in die Verirrung suchen statt den Weg zurück: In «Pu baut ein Haus» verlaufen sich Pu, Ferkel und Kaninchen im Wald und enden immer wieder in derselben Sandgrube, ganz gleich, in welche Richtung sie aufbrechen. «Wie wäre es», sagt Pu schließlich, «wenn wir versuchten, die Sandgrube wiederzufinden, sobald wir sie nicht mehr sehen können?» «Was sollte das nützen?», fragt Kaninchen, und Pu erklärt: «Wir suchen immer den Weg nach Hause und finden ihn nicht, deshalb dachte ich, wenn wir stattdessen nach dieser Grube suchen, finden wir sie bestimmt nicht, was gut wäre, denn dann finden wir vielleicht etwas, wonach wir nicht gesucht haben, und das wäre dann vielleicht genau das, wonach wir eigentlich suchen.» Empfehlenswert, wenn alle anderen Methoden versagt haben oder man ein Bär von sehr geringem Verstand ist. Gesamturteil: 3 von 10.

12. Serendipity: Serendipity ist ein unübersetzbarer englischer Begriff für Glückstreffer, die man auf der Suche nach etwas ganz anderem erzielt. Justin Votos und Matthew Pitts hatten kein GPS-Gerät dabei, als sie sich im Januar 2008 auf dem Mount Hood in Oregon im Schneetreiben verirrten. Sie verbrachten die Nacht in einer Schneehöhle. Obwohl ihre Freunde eine Suchmannschaft alarmierten und es dieser Suchmannschaft am nächsten Tag schließlich gelang, die beiden telefonisch zu erreichen, konnten sie ihren Standort nicht benennen. Auf dem Weg nach unten entdeckten Votos und Pitts einen Geocache (siehe Kapitel *Konfluenzen mit Koordinaten* S. 66), dessen GPS-Koordinaten die Suchmannschaften der Geocaching-Website entnahmen. Wenige Stunden später war die Bergrettung vor Ort. Gesamturteil: 10 von 10 für Verirrte, die sich rechtzeitig das Wohlwollen des Universums gesichert haben.

13. Den Weg markieren: Der Freiherr von Knigge rät in «Über den Umgang mit Menschen» im Abschnitt «Auf Reisen»: «Macht man den Weg durch einen unbekannten Wald und denkt binnen einen oder zwei Tagen wieder zurückzukehren, so streue man hie und da abgerissene Zweige auf seinen Pfad, um darnach den Weg wiederzufinden.» Das Errichten von Steinmännchen und das Speichern von GPS-Wegpunkten fallen in dieselbe Kategorie. In manchen Kulturen merkt man sich Wege anhand von Liedern, eine mentale Stöckchentechnik. Sie hat den klaren Vorteil, dass es einem nicht ergehen kann wie Hänsel und Gretel, deren ausgestreute Brotkrumen von Vögeln gefressen wurden. Insgesamt eine recht zuverlässige Methode für vorausschauend Veranlagte. Nachteil: Nach dem Verirren ist es zu spät dafür. Gesamturteil deshalb nur: 5 von 10.

14. Ausschwärmen: Mehrere Leute durchkämmen das Land. Riesennachteil: Die Chance, dabei auch noch die Mitverirrten zu verlieren, dürfte bei Ungeübten nahe 100 Prozent liegen, sodass am Ende alle immer noch verirrt sind, aber zusätzlich getrennt voneinander. Die Technik ist allerdings bedingt einsetzbar, wenn man darauf achtet, die anderen Personen nicht aus den Augen zu verlieren. Speziell bei geringer Sichtweite, etwa im Nebel, erhöht sich so das (für die Gruppe) erfassbare Gesichtsfeld, die Wahrscheinlichkeit, ein wiedererkennbares Merkmal zu finden, steigt. Gesamturteil: 6 von 10.

15. Dem Hund folgen (falls vorhanden): Hunde sind ein schwieriges Thema. Mit Hilfe ihrer hervorragenden Nasen sind Hunde theoretisch in der Lage, professionelles Backtracking zu betreiben, also präzise den Weg zurückzufinden. Allerdings brauchen sowohl Hunde als auch ihre Menschen dazu jahrelanges Training. Untrainierte Hunde finden auch alles Mögliche, aber es ist nicht so klar, was das am Ende sein wird, ein Rehkadaver, ein Misthaufen oder die läufige Hündin im Nachbardorf. Zudem sind viele Hunde zu unselbstständig, um alleine irgendwo hinzulaufen, und rennen lieber den Menschen hinterher. In bestimmten Situationen jedoch kann man auch untrainierten Hunden zutrauen, Verirrte an einen bestimmten Ort zu bringen, und zwar, wenn dieser Ort auch für den Hund von Interesse ist, zum Beispiel, weil es dort Futter gibt. Gesamturteil: 4 von 10.

16. Auffanglinien: Wenn man nur halb verirrt ist, also zum Beispiel durch unbekanntes Gelände zu der Straße zurückfinden möchte, an der das Auto parkt, ist es paradoxerweise besser, das Ziel nicht direkt anzusteuern. Würde man direkt zum Parkplatz laufen, käme man zwar vielleicht beim Auto heraus, wahrscheinlicher aber einfach nur irgendwo in der Nähe des

Autos. Soll man der Straße jetzt nach rechts oder nach links zum Parkplatz folgen? Um sich diese Frage zu ersparen, peilen Verirrensfachleute von vornherein einen Punkt an, der eindeutig viel zu weit rechts liegt, und wenden sich dann, auf der Straße angekommen, zuversichtlich nach links. Oder eben umgekehrt. Gesamturteil: nur 7 von 10 Punkten, denn zum einen nützen Auffanglinien nicht viel, wenn man sich ganz und nicht nur halb verirrt hat, zum anderen liegt «eindeutig viel zu weit rechts» nicht selten immer noch links vom Parkplatz.

Die vier wichtigsten Richtungen

John Locke: «Was ist das?»
Richard Alpert: «Ein Kompass.»
John Locke: «Wozu ist der gut?»
Richard Alpert: «Er zeigt nach Norden, John.»

«LOST», 5. Staffel, Folge 1

Richtungen sind das imaginäre Gerüst, mit dessen Hilfe man sich aus der Verirrung befreit. Wie viele Richtungen es im Universum wirklich gibt, darüber wird momentan in der Kosmologie gestritten. Es hängt entscheidend davon ab, für welche Theorie man sich entscheidet. Viele behaupten, es seien nur acht: drei Dimensionen für den Raum, eine für die Zeit und zwei Richtungen pro Dimension, weil man sich natürlich in jeder von ihnen vorwärts- und rückwärtsbewegen kann, jedenfalls theoretisch. Andere tippen eher auf 20, wieder andere würden bis über 50 gehen, und es gibt nichts, was uns davon abhalten könnte, noch mehr Richtungen zu postulieren. Wer mit Kosmologiefachleuten Verirren spielen möchte, muss vorher abklären, wie viele Raumdimensionen erlaubt sind. Zum Glück möchte das fast keiner. Im Tagesgeschäft genügt es meistens, die Orientierung in der Ebene wiederzufinden, das bedeutet: vier Richtungen. Die Ebene ist natürlich in Wahrheit voll mit Bergen und Hügeln und darum gar keine Ebene, zudem handelt es sich um die gekrümmte Oberfläche der Erdkugel, aber darum muss man sich nicht kümmern. Die Menschheit hat viele tausend Jahre gebraucht, um das mit der Krümmung herauszufinden, da wird man hier ein paar

Kapitel ohne diese Information auskommen. Vier Richtungen sind es also, die wir unterscheiden können sollten: Norden, Osten, Süden und Westen.

Manche Menschen verwenden einen Kompass, um sich in der Illusion zu wiegen, sie seien zu jedem Zeitpunkt über diese Richtungen informiert. Wie blöd werden diese Leute dastehen, wenn sich irgendwann in der geologisch betrachtet nahen Zukunft die Richtung des Erdmagnetfelds erst auflöst und dann umdreht, wie sie es im Mittel etwa alle 250 000 Jahre tut. Zum letzten Mal ist das vor mehr als 700 000 Jahren geschehen, die Drehung ist also überfällig, und praktisch schon morgen könnten sich alle Kompasse der Welt in nutzlose Spielzeuge verwandeln. Wer heute schon verirrt ist, bleibt von solchen geophysikalischen Extravaganzen unbeeinträchtigt.

Abgesehen vom Kompass hat die Welt dafür eine lange Liste von Instrumenten zu bieten, die in irgendeiner Form richtungsabhängig und daher theoretisch zur Navigation einsetzbar sind. Das Folgende ist eine unvollständige Liste der Werkzeuge, auf die Verirrte oft ihre Hoffnungen setzen, wenn sie zurück in den Status des Orientiertseins gelangen möchten. In der Reihenfolge absteigender Popularität: Sonne, Mond, Sterne, Moos, Wind, Satellitenschüsseln, Solarpanels.

Wer sich tagsüber bei schönem Wetter verläuft, dürfte sich zunächst für die Sonne entscheiden. Die Sonne ist der größte und hellste Rettungsring, den die Welt Verirrten anzubieten hat. Was die Sonne über Richtungen weiß, ist schnell erzählt: morgens im Osten, mittags im Süden, abends im Westen, und «im Norden ist sie nie zu sehn» – alles, weil sich die Erde um ihre eigene Achse dreht, aber das ist wirklich Kinderkram. Im Gegensatz zu echten Kompassen und ein paar anderen Hilfsmitteln liefert die Sonne also eine Aussage, die nur in Verbindung mit Kenntnis der Tageszeit nützlich ist. Wer ohne

Vorkenntnisse eine tiefstehende Sonne betrachtet, ist einigermaßen hilflos – Osten oder Westen? Sonnenauf- oder -untergang? Hört die Nacht gerade auf, oder fängt sie an? (Eine seltene Zwickmühle, zugegeben, denn das Unterscheiden von Morgen und Abend fällt den meisten Menschen leicht.)

Ein paar technische Feinheiten sollten Erwähnung finden, wenn schon von der Sonne die Rede ist. Zum einen geht die Sonne nur an zwei Tagen im Jahr, am Frühlings- (zwischen 19. und 21. März) und Herbstanfang (22. oder 23. September), wirklich einigermaßen exakt in den Richtungen auf und unter, die wir als Osten und Westen kennen. Über den Sommer wandert der Sonnenaufgang von Osten in den Nordosten und wieder zurück, im Winter in Richtung Südosten und zurück. So jedenfalls kennt man es aus mitteleuropäischen Gegenden. Anderswo ist die Sonne nur mit Zusatzwissen als Wegweiser zu gebrauchen: Verirren in Mittelschweden im Sommer, die Tage sind lang, Mückenschwärme stehen über den Seen, und am Abend versinkt die Sonne am Horizont. Und zwar in einer Richtung, die man näherungsweise als Norden bezeichnen könnte, keinesfalls jedoch als Westen. Noch ein Sonnenuntergang, diesmal im Nationalpark Torres del Paine im Süden Chiles, die scharfen Felsen der Bergriesen ragen in den tiefblauen Himmel. Es ist Ende Dezember, Sommer also auf der Südhalbkugel, und die rote Abendsonne steht nicht im Westen, sondern ziemlich genau zwischen Westen und Süden. Empörende Zustände – Vorsicht also beim Verreisen mit der Sonne.

Wenn man sich ohne Karte und Kompass in der chilenischen Atacamawüste verlaufen hat, dürfte es außerdem helfen, sich daran zu erinnern, dass die heiße Sonne mittags nicht im Süden, sondern im Norden steht. Schwenk zu einem Extrem auf der Erdoberfläche, dem Nordpol. Am Nordpol liegt der Sonnenkreis in einer Hälfte des Jahres vollständig über, in der anderen Hälfte vollständig unter dem Horizont.

Es gibt pro Jahr lediglich einen Sonnenaufgang und einen -untergang, nämlich am Beginn des Frühlings und am Ende des Sommers. Man kann sich Folgendes merken: Die Arktis ist der schlechteste Ort auf der Welt, um die Himmelsrichtung mit Hilfe der Sonne zu bestimmen. Sie ist gleichzeitig auch ein schlechter Ort, um sich zu verirren, aber das nur nebenbei.

Hier wird ein wichtiges Grundprinzip deutlich: Astronomische Objekte folgen zwar ordentlichen Gesetzmäßigkeiten, aber diese Gesetze sind nicht notwendigerweise trivial. Allein die Tatsache, dass Sonne, Mond, Sterne alle außerhalb der Erde liegen – und zwar in recht großen Entfernungen –, die Himmelsrichtungen jedoch allein durch die Erdachse festgelegt sind, die wiederum schief zur Ebene der Bewegung um die Sonne steht, sollte zu denken geben. Trotz all dieser kleinlichen Erwägungen: Die Sonne ist nur selten wirklich nutzlos als Orientierungsinstrument. Wo sie untergeht, ist nie Osten, noch nicht mal näherungsweise. Wo sie aufgeht, ist nie Westen. Außerdem: Wenn man vollkommen verirrt durch Gegenden stolpert, ist ein ungefähres Richtungswissen deutlich besser als gar keines.

Alle eben angestellten Erwägungen sind selbstverständlich hinfällig, wenn die Sonne gar nicht zu sehen ist, zum Beispiel aufgrund so exotischer Naturphänomene wie Wolken und Dunkelheit. In der Nacht ist es empfehlenswert, sich an Mond und Sterne zu halten. Der Erdmond zieht seine Bahn um die Erde fast in derselben Ebene wie die Erde um die Sonne, was zur Folge hat, dass seine scheinbare Bahn am Himmel der der Sonne ähnelt. Für Mitteleuropa: Aufgang im Osten, Kulmination im Süden, Untergang im Westen.

Sterne ziehen zwar ebenfalls ihre Bahnen von Osten nach Westen, aber weil sie über den gesamten Himmel verstreut sind und nicht der Sonne hinterherlaufen, sind ihre Positionen bei Auf- bzw. Untergang für Unkundige kaum zur Orientierung zu gebrauchen. Für Erfahrenere jedoch sind die Sterne nicht nur ein Präzisionskompass, sondern auch eine vollkommen ausreichende Uhr. An dieser Stelle macht es nur Sinn, auf den Polarstern Polaris hinzuweisen, den praktischsten Stern am gesamten Himmel, weil er außerordentlich genau die Nordrichtung markiert. Man findet Polaris, das Ende der Deichsel des Kleinen Wagens, selbst ohne Übung relativ schnell. Aber Achtung – der Polarstern gehört nicht zu den hellsten Sternen am Himmel.

Sollte dieses Buch in etwa 14 000 Jahren noch aufgelegt werden, müssen wir im vorigen Absatz Polaris im Kleinen Wagen durch Wega, den hellsten Stern im Sternbild Leier, ersetzen. Denn die Erde taumelt wie ein betrunkener Kreisel im Raum. Der Punkt, auf den ihre Achse zeigt, wandert daher rastlos am Sternhimmel umher, und mit ihm die Nordrichtung. Alle 26 000 Jahre kommt Norden mal am Polarstern vorbei, winkt kurz und taumelt weiter. Den Polarstern kümmert es nicht. Wir leben in glücklichen Zeiten, dass wir über so einen angenehm einprägsamen Polarstern verfügen.

Genug über den Himmel. Es finden sich auch auf der Erde handfeste Hinweise auf Richtungen. Bäume und Steine zum Beispiel sind oft von Moos bewachsen, das, so ein verbreiteter Pfadfinderglaube, nur im Nordwesten wächst, weil es dort schattig und feucht ist. Hier dazu die Meinung des Mooses: «Ich lasse mich mal provisorisch an der Südseite des Baumes nieder, weil dort der Nachbarbaum Schatten spendet. Schatten gefällt mir eigentlich recht gut. Andererseits benötige ich wohl Wasser. Wo mag wohl das Wasser hier herkommen? In der Wikipedia steht, es kommt in Mitteleuropa im Durchschnitt aus Westen, weil das die Hauptwindrichtung ist. Ich glaube, der Wind kann hier gar nicht aus Westen kommen, weil mein Baum im Windschatten eines westlich gelegenen Bergrückens steht. Vielleicht bleibe ich einfach hier im Süden.» Oder anders ausgedrückt: Moos ist leider ein durchweg unzuverlässiger Richtungsmarker, weil seine spezifischen Ansiedlungsorte nicht nur von der Himmelsrichtung, sondern einfach von zu vielen anderen Dingen beeinflusst werden. Wolfgang Linke schreibt in «Orientierung mit Karte, Kompass, GPS» dazu: «Eher findet man in einer Wandergruppe eine Nadel oder eine Büroklammer (Anm.: um einen Kompass zu bauen) als ‹Flechten und Moose auf der Wetterseite von Bäumen›.»

Ein wenig zuverlässiger als Moose ist der Wind. Wind kommt oft aus ganz unterschiedlichen Richtungen, behält seine Grundrichtung aber meist über eine gewisse Zeit bei, jedenfalls lang genug, dass man sich mit seiner Hilfe aus weniger dramatischen Verirrungen befreien kann. Der Wind, wenn er zuverlässig bläst und nicht zwischendurch aufhört, kann damit als eine Art Geländer dienen, an dem man sich entlanghangeln kann. Sobald man sich für eine vielversprechende Richtung entschieden hat, merkt man sich, woher der Wind kommt, und versucht ab jetzt, die Richtung relativ zum Wind beizubehalten. Der Wind dreht sich gar nicht so oft, wie Unerfahrene befürchten, und der Verdacht, er könnte es heimlich doch getan haben, trägt zur Unterhaltung bei. Steckt man in einem Gestrüpp, in dem kein Windhauch zu spüren ist, kann man immer noch die Wolken beobachten. Das bietet einigen Schutz gegen das beliebte Verirrspiel, im Kreis zu laufen und wieder zum Ausgangspunkt zurückzukehren. Die Windrichtung ist noch hilfreicher, wenn man zusätzlich weiß, wo ungefähr die Himmelsrichtungen liegen. Wer das nicht weiß und es nicht eilig hat, ans Ziel zu kommen, kann immer noch mit der Annahme arbeiten, dass der Wind gerade aus der in dieser Region gebräuchlichen Hauptwindrichtung weht. In Gegenden mit gemäßigtem Klima auf der Nord- und Südhalbkugel ist das häufig Westen, in Äquatornähe eher Osten. So hilfreich er manchmal ist, der Wind ist ein unzuverlässiger Gefährte und sollte in jedem Fall argwöhnisch beobachtet werden, denn gelegentlich dreht er sich dann doch. Auf Berggipfeln oder in Straßenschluchten sind die Windverhältnisse zudem oft sehr kompliziert, und der Wind kommt alle paar Minuten aus einer anderen Richtung.

Zum Schluss ein Loblied auf Satellitenantennen. Diese schüsselförmigen Empfänger von Fernsehsignalen eignen sich hervorragend als Navigationsinstrument in bewohnten Gegenden. Die Satelliten, von denen die Signale ausgehen, befinden sich in sogenannten geostationären Bahnen um die Erde, was bedeutet, dass sie relativ zur Erdoberfläche immer an derselben Stelle stehen, über dem Äquator. Deshalb zeigen alle Satellitenschüsseln in Mitteleuropa ungefähr nach Süden. Wer es genauer wissen will: Für den deutschen Markt ist vor allem der Astra-Satellit auf 19 Grad östlicher Länge von Bedeutung. Deutsche Orte liegen ein paar Grad westlich davon, daher weichen die Schüsseln auf den Häusern von Präzisionsfanatikern oft ein wenig von der Südrichtung ab, und zwar nach Südosten. Auch hier eine einzige Einschränkung: Wer sich in Gegenden mit vorwiegend türkischer Bevölkerung verirrt, sollte darauf gefasst sein, dass deren Satellitenschüsseln deutlich stärker nach Osten zeigen, weil sich die Einwohner weniger für deutsche Fernsehprogramme interessieren. Vielleicht zur Sicherheit vorher an der Haustür klingeln und fragen. (Überhaupt eine gute Strategie, wenn man sich in bewohnten Gegenden hoffnungslos verirrt hat.) In Gegenden, die mit Kabelfernsehen versorgt sind, ist die Satellitenantenne nur bedingt als Orientierungshilfe einsetzbar. In manchen Ländern, zum Beispiel den Niederlanden, gab es noch nie viele Satellitenschüsseln, in den meisten anderen ist ihre Häufigkeit seit etwa 2010 stark zurückgegangen.

Im gleichen Zeitraum häufiger geworden sind dafür Solarzellen auf Dächern und öffentlichen Geräten, zum Beispiel Parkticketautomaten. Solarzellen funktionieren am besten, wenn sie Richtung Sonne zeigen. Aus ähnlichen Gründen wie beim Moos heißt das nicht immer «nach Süden» – vielleicht verläuft das Dach nun mal in einer anderen Richtung, vielleicht liegt die Parkuhr im Schatten eines hohen Gebäudes, vielleicht hat jemand beim Montieren nicht aufgepasst. Aber wenn man während einer Verirrung in besiedeltem Gelände irgendwo Solarzellen vorfindet, kann man davon ausgehen, dass sie zumindest wahrscheinlich nicht nach Norden geneigt sind. Schon haben sich die vier potenziell falschen Himmelsrichtungen auf drei reduziert.

Im Vergleichstest der rudimentären Navigationsinstrumente siegt damit der Polarstern vor Sonne und Mond, Solarzellen, der Satellitenschüssel und dem Wind. Weit abgeschlagen kämpft sich das Moos voran.

Konfluenzen mit Koordinaten

Habe mich eben auf freiem Feld ausschließlich mit Hilfe von Sonnenstand, Moosbewuchs und iPhone GPS orientiert.

twitter.com/343max

Im Laufe der Zeit ändern sich die Waffen, mit denen die Menschheit gegen das Verirren vorgeht. Die jüngste Erfindung heißt Global Positioning System, kurz GPS. Wie schon in der Einleitung erwähnt, macht GPS dieses Buch keineswegs sinnlos, im Gegenteil, es ist der wesentliche Grund, warum es dieses Buch überhaupt gibt. Deshalb wird es hier auch nicht darum gehen, dass Geräte mit GPS-Fähigkeiten verdammenswert sind. Natürlich kann im entscheidenden Moment der Akku leer sein, und manche Bergrettungsorganisationen behaupten, ahnungslose Wanderer stellten sich mit GPS noch viel ahnungsloser an und müssten daher mindestens genauso oft wie früher gerettet werden. Aber das sind nur die üblichen Klagen beim Anblick neuer Gerätschaften, wie sie vermutlich schon anlässlich der Erfindung des Kompasses vorgetragen wurden. Wir erwähnen auch nicht, dass immer noch viele GPS-Geräte etwa so leicht zu bedienen sind wie eine durchschnittliche Raumfähre und vermutlich schon mehr als eine verirrte Person darüber nachgedacht hat, ob der Tod in der Wildnis nicht leichter zu ertragen sei als das Herumirren in verschachtelten Untermenüs. Jedenfalls sind Satellitennavigation und Verirren keine Konkurrenten. Schließlich werden Langstreckenflüge auch nur selten mit der Begründung kritisiert, es sei interessanter, den Atlantik im Segelboot zu überqueren.

Wie so viele fortschrittliche Dinge entstammt auch das GPS dem Militär. Im Krieg, so die einleuchtende Idee, kommt es entscheidend darauf an, sich nicht zu verlaufen. GPS bedient sich einer ganzen Flotte aus kleinen Satelliten, die seit Ende der 1970er Jahre ins All geschossen wurden, die Erde umkreisen und Atomuhren mit sich herumtragen. Kontinuierlich senden die Satelliten ihre Bordzeit in Richtung Erde, zusammen mit Informationen über ihre Bahn. Der GPS-Chip am Boden empfängt diese Daten und rechnet aus, wie lange die Nachricht vom Satelliten unterwegs war. Aus dieser Zeitdauer ergibt sich die Entfernung zum jeweiligen Satelliten. Das Bodengerät weiß damit, wo es sich in Relation zu allen Satelliten aufhält, die gerade am Himmel sichtbar sind. Weil es außerdem von den Satelliten deren Position gemeldet bekommt, kann es, nach einigem rechnerischen Aufwand, die eigene Position innerhalb des Koordinatensystems der Erde präzise bestimmen. Bis 2000 lieferte das amerikanische Militär zwei verschiedene GPS-Informationen. Einmal die hochpräzise, jedoch verschlüsselte, die nur für den militärischen Einsatz gedacht war. Und zusätzlich eine unverschlüsselte für Zivilpersonen, die jedoch nur auf 100 Meter genau funktionierte. Diese Einschränkung ist mittlerweile aufgehoben. Wir können genauso präzise wandern, wie andere Krieg führen.

Die Angewohnheit, geografische Orte durch Koordinaten, also abstrakte Zahlenkombinationen, zu identifizieren, ist nicht besonders neu. Etwa 150 Jahre vor unserer Zeitrechnung schlug im alten Griechenland Hipparchos von Nicäa als Erster vor, dem Erdball ein System aus Längen- und Breitenkreisen überzustülpen, sodass man jeden Ort eindeutig mit Koordinaten versehen könne. Während der nullte Breitenkreis seit Langem ohne große Diskussion am Äquator festliegt, wanderte der nullte Längenkreis, auch Nullmeridian genannt, einige Zeit von Ort zu Ort. Im Jahr 1884 verständigte man sich auf internationaler Ebene, den Nullmeridian durch das Observatorium von Greenwich, einem Ortsteil von London, zu legen. Rings um den Globus zieht sich diese (gedachte) Nord-Süd-Linie, die alle Orte in solche mit östlicher bzw. westlicher Länge teilt. Einzig Frankreich enthielt sich 1884 der Stimme. Noch mehrere Jahrzehnte danach verlief der französische Nullmeridian durch Paris. Es geht wohl um die Frage, wo sich der Mittelpunkt der Erdoberfläche befindet, ein geometrisch unlösbares Problem. Greenwich ist auch einer der wenigen Orte, an denen man versucht, dem abstrakten, allgegenwärtigen Koordinatennetz etwas konkretere Bedeutung zu geben, indem man den Nullmeridian für alle erkennbar markiert, zunächst mit einem Metallstreifen auf dem Boden des Institutsgeländes, später zusätzlich mit einem starken grünen Laserstrahl. Das Koordinatensystem zum Anfassen – ein fragwürdiges Unterfangen, schon deshalb, weil das heute allgemein gebräuchliche System sich von dem von 1884 unterscheidet: Es beruht auf einem anderen Modell der Erde. Wie wir heute wissen, ist die Erde nicht wirklich eine Kugel, sondern eher ein unregelmäßiges Ei. Je nachdem, was man für die Form der Erde hält, verschieben sich die Koordinaten leicht. So kommt es, dass der aktuelle geografische Nullmeridian heute gut hundert Meter östlich des Metallstreifens von Greenwich liegt, wie alle leicht mit einem GPS-fähigen Gerät bestätigen können.

Die abstrakte Natur des Koordinatennetzes unterscheidet es von echten, physischen Bezugspunkten auf der Erde. Von hohen Bergen zum Beispiel, von Flussmündungen oder von Bauwerken wie Türmen und historischen Gebäuden. Eine Mittelposition zwischen konkreten und abstrakten Orientierungspunkten nehmen die zahlreichen «südlichsten oder nördlichsten Punkte von irgendwas» ein, zum Beispiel das

Nordkap, das Nordende von Europa oder Kap Hoorn, das Südende von Südamerika. Letztlich beruhen auch diese Punkte auf willkürlichen Festlegungen, den Himmelsrichtungen nämlich, die aber immerhin so etwas Ähnliches wie eine konkrete Entsprechung haben. Süden ist nicht einfach irgendeine zufällige Richtung, sondern festgelegt durch die Orientierung der Erdachse.

GPS bietet die technische Möglichkeit, jederzeit die eigene Position in einem ausgedachten Koordinatensystem festzustellen. Es lohnt sich, eine Weile darüber nachzudenken, was das für das Verirren bedeutet. Wie «verirrt» ist eine Person, die zwar nicht weiß, was sich in ihrer konkreten geografischen Umgebung befindet, aber sehr präzise weiß, wo sie sich in Relation zu dem abstrakten Koordinatennetz aus Längen- und Breitengraden aufhält? Ist sie immer noch verirrt oder voll orientiert? Was ist dieser «Ort», an dem sie sich gerade befindet? Reinhold Messner, Extrembergsteiger und Antarktisdurchquerer, erklärt in einem für dieses Buch geführten Interview:

«Wenn man in der Mitte von Grönland unterwegs ist, hat man keine Karte mehr. Die gibt es nicht. Es gibt nur noch Weiß. Wenn man sich dann orientiert, über GPS oder über einen Sextanten – ein ähnliches System im Grunde –, dann trägt man auf der Karte einen Punkt ein. Das ist nur ein fiktiver Punkt. Und Sie wissen dann in Ihrem Kopf – ich bin da. Aber das ‹da› ist nirgends. Sie sind irgendwo auf einer großen weißen Eisfläche. Wenn Sie keine Ahnung von Kartografie haben und nicht wissen, wie Grönland aussieht, dann sind Sie wirklich verloren. Nicht verirrt, sondern verloren. Aber wenn Sie jetzt mit diesem fiktiven Punkt auf der Landkarte arbeiten, dann können Sie sagen: Wenn ich jetzt gerade weitergehe und dann 20 Grad nach links, dann komme ich wieder an die Küste, an diesen und jenen Punkt. Das heißt, Sie orientieren sich wie der Mensch vor 500 Jahren auf hoher See. Der hatte auch keine

Ahnung, der wusste nur, da und da ist er theoretisch, und da drüben gibt's einen anderen Punkt. Das ist eine menschliche Erfindung, dass man die Koordinaten um die Erde gelegt hat. Sie sind nur fiktiv. Der Nordpol ist gar nicht existent im Grunde. Die Leute stellen sich alle einen Punkt vor. Aber das ist kein Punkt, es ist im Grunde nichts. Der Südpol ist weniger fiktiv, weil die Amerikaner dort eine Station gebaut haben. Aber es ist und bleibt ein Nicht-Punkt. Und erst, wenn ich diese Zusammenhänge verstanden habe, wird auch das Verirren eine relative Angelegenheit.»

In dem Netz aus Koordinaten verliert das Wort Verirren seine Bedeutung. Es gibt dort keine Orte und keine Dinge. Auch keine Schneestürme, keine wilden Tiere, Felswände oder Sandwüsten. Verirren setzt aber Orte voraus. Die geografischen Koordinaten verhalten sich zu den dazugehörigen Orten in etwa so wie die Seitenzahlen eines Buches zum Inhalt des Buches. Sie kennzeichnen schnell und eindeutig eine bestimmte Stelle im Buch respektive der Landschaft. Für bestimmte Zwecke sind sie hervorragend geeignet, zum Beispiel zum Nachschlagen spezifischer Details (hier: um einen Ort möglichst schnell zu erreichen). Trotzdem würde niemand auf die Idee kommen, sich primär für die Seitenzahlen zu interessieren und nur nebenbei für den Inhalt des Buches. Man liest immer noch das Buch, nicht dessen Seitenzahlen. Es ist schön, dass es Karten und Koordinaten gibt, aber sie sollten nicht der Hauptgegenstand unseres Interesses sein.

Als Nebengegenstand eignen sie sich allerdings ganz gut. Jetzt, wo alle Berge und sonstigen konkreten Ziele abgearbeitet sind, dürfen wir für die nächsten Jahrzehnte mit einer neuen Literaturgattung rechnen, in der die neuen Erstbesteigerinnen und Pioniere davon erzählen, wie sie spezifische Koordinatenpunkte bereist haben. In Ermangelung echter Ziele hat die Menschheit das abstrakte Netz aus Koordinaten als neue Spielwiese für Abenteuer entdeckt – ermöglicht durch die allgemeine Verfügbarkeit GPS-fähiger Geräte.

Die entsprechenden Gesellschaftsspiele sind schon erfunden und heißen zum Beispiel Geocaching und Confluence Hunting. Beim Geocaching sucht man mit Hilfe von GPS in beliebigem Gelände versteckte «Caches» auf, also Behältnisse, in denen sich Tauschgegenstände befinden. Die Position der Caches wird vom jeweiligen Vorbesitzer auf speziellen Webseiten eingetragen. Wer den Cache findet, dokumentiert dies ebenfalls im Internet und darf seinen Inhalt gegen etwas anderes tauschen. Derzeit (Stand 2021) gibt es über drei Millionen Geocaches, die größte Sammlung befindet sich auf geocaching.com. Beim «Confluence Hunting» hingegen verzichtet man völlig auf Konkretes und begnügt sich damit, die «Konfluenzpunkte» im Koordinatennetz aufzusuchen und das Ergebnis wiederum auf speziellen Websites zu melden. Konfluenzpunkte sind die Schnittpunkte aus ganzzahligen Längen- und Breitengraden. Es gibt 64 442 Konfluenzpunkte, von denen immerhin ein Drittel auf dem Land liegt, zumeist mitten in Wald und Wiese. Das weltweite «Degree Confluence Project» hat zum Ziel, alle diese Punkte zu fotografieren. 2021 steht das Projekt bei etwa 6500 erfolgreichen Punktbesuchen. Wer sich zum Entdecken berufen fühlt, aber bisher nicht wusste, was man eigentlich noch entdecken kann – hier bieten sich noch großartige Möglichkeiten. Über 9000 Punkte warten immer noch darauf, besucht und dokumentiert zu werden. (In Deutschland allerdings sind schon alle 48 Konfluenzpunkte abgearbeitet, ebenso wie die zwölf österreichischen und die fünf schweizerischen.)

Geocaching, Confluence Hunting und die sonstigen Gesellschaftsspiele auf der Basis von GPS sind nichts anderes als Variationen des Orientierungslaufs, eines mehr als 100 Jahre alten Sports mit Weltmeisterschaften, Preisgeldern, langwierigem Training, Antidopingregeln und allen Widrigkeiten, die jeden Leistungssport begleiten. Bei diesem Wettbewerb, der in Schweden und Norwegen erfunden wurde, geht es im Wesentlichen darum, mit Hilfe von Karte und Kompass eine Route im Gelände zu finden und möglichst schnell zurückzulegen. Die Idee stammt übrigens genau wie GPS aus dem Militär. Die Erfolgschancen bei Kriegen sind eben eng daran gekoppelt, wie gut man klar definierte Orte erreichen kann. Dagegen ist es unwahrscheinlich, dass die Armeen dieser Welt irgendwann das Verirren als Geheimstrategie entdecken.

Gesellschaftsspiele unter Zuhilfenahme von Kompass oder GPS und das freiwillige Verirren sind zwei legitime Freizeitbeschäftigungen mit genau entgegengesetzter Ausgangsstellung, die sich in etwa so zueinander verhalten wie Großwildjagd und Schmetterlingssammeln: auf der einen Seite das wettbewerbsmäßige Austesten der eigenen Grenzen auf einer eigenständig zu findenden Route, auf der anderen Seite das interessierte Streunen im Gelände.

Näher am in seiner Natur stark zufallsgesteuerten Prozess des Verirrens ist das Geohashing. Wenn Geocaching und Co eine Parodie der über 100 Jahre alten Sportart des Orientierungslaufs darstellen, dann ist Geohashing wiederum die Parodie des Geocachings. Erfunden wurde Geohashing von dem ehemaligen NASA-Angestellten Randall Munroe aus Boston in Folge 426 seines Online-Lebenswerks, der Comicserie xkcd.com. Jeden Tag berechnet ein vollkommen sinnloser Algorithmus aus dem Datum, den geografischen Koordinaten des Benutzers und dem Stand des Dow-Jones-Index ein Koordinatenpaar – den aktuellen Geohash für die jeweilige Gegend. Ähnlich wie beim Confluence Hunting dienen diese Orte dann als Ziel für Abenteuer und Treffen. Im Unterschied zum Confluence Hunting jedoch haben die Orte wirklich keinerlei Bedeutung, weder in der echten, geografischen Welt noch im abstrakten Koordinatennetz – sie sind in jeder Hinsicht pure Willkür. Einer der zahlreichen Vorteile: Es gibt jeden Tag neue Ziele, unendlich viele Geohashes, ein Ende des Konkurrenzkampfes. Alle dürfen mal als Erste an irgendeinem Geohash stehen.

Kolumbus erkundete noch die echte Welt. Geocaching erkundet das der Welt übergestülpte Koordinatennetz. Geohashing wiederum erkundet das dem Koordinatennetz innewohnende Nichts.

Operation Osorno

Entspanne dich. Lass das Steuer los. Trudele durch die Welt. Sie ist so schön: gib dich ihr hin, und sie wird sich dir geben.

Kurt Tucholsky

Sich in Chile in großem Maßstab zu orientieren fällt leicht: Das Land ist von Norden nach Süden sehr lang, mehr als 4000 Kilometer, aber dafür so schmal, dass es eigentlich nur zwei Richtungen gibt. Fast auf halber Strecke von Norden nach Süden liegt Santiago, die Hauptstadt, in der man als Reisender zwangsläufig zuerst landet. Von dort aus bringen einen entweder kleine Flugzeuge oder Langstreckenbusse in alle Winkel des Landes.

Ende November 2005 verbringe ich zehn Tage im sogenannten Kleinen Süden von Chile, zwischen dem Fluss Bío Bío und der Hafenstadt Puerto Montt, etwa 1000 Kilometer südlich von Santiago. Für viele Chilenen endet das Land in Puerto Montt. Hier beginnt die Carretera Austral, jene legendäre Piste, die über mehr als 1000 Kilometer in den spärlich zivilisierten Süden des Landes führt, durch endlose Regenwälder und Gebirge, vorbei an Fjorden, baumgroßen Farnen und seltener ein paar Hütten. Genau genommen bin ich im Süden des Kleinen Südens und stoße täglich an die Grenzen der Zivilisation, ohne mich jedoch mehr als ein, zwei Busstunden von ihr zu entfernen. Abenteuer und Lebensgefahr sollen andere auf sich nehmen, mir geht es um etwas anderes. Was es genau war, ist mir allerdings entfallen.

Das Ziel, das ich schließlich ins Auge fasse, ist der Vulkan

Osorno, knapp 100 Kilometer nordöstlich von Puerto Montt, 2652 Meter hoch, zuletzt ausgebrochen im 19. Jahrhundert. Ich beschließe, ihn zu besteigen. Ein kühner Plan und nicht viel mehr ist alles, was der Abenteurer braucht, so sage ich mir jedenfalls an diesem Tag. Meistens kann man den kühnen Plan auch noch weglassen.

Das Besteigen des Osorno ist offenbar nicht besonders schwierig. Der Gipfel ist bedeckt mit Schnee und Eis, daher werden Steigeisen empfohlen, aber man kann bis in 1300 Meter Höhe mit dem Geländewagen fahren, und der Rest der Strecke ist nicht übermäßig steil. So einfach das klingt, es funktioniert nur, wenn man sich auskennt und weiß, an welcher Seite der Weg liegt. Was man als glücklichen Umstand bezeichnen muss: Eisbedeckte Gipfel bergen dann doch zahllose Risiken für den unvorbereiteten Laien. Wer es noch nicht einmal schafft, eine topografische Karte zu besorgen, hat ganz sicher auch keine Steigeisen und sollte besser nicht bis ganz nach oben finden. Das ist ein bemerkenswertes Feature von potenziell gefährlichen Orten – man muss sie erst mal finden. Wer das nicht schafft, umgeht geschickt auch alle Gefahren. Na gut, die meisten.

Es geht hier übrigens weniger darum, das Buch mit Urlaubsgeschichten zu füllen, als abschließend zu illustrieren, welche Geisteshaltung Neulinge beim Verirren anstreben sollten: frei von Vorsätzen, frei von Ansprüchen an die Zukunft, frei von Detailkenntnissen über die Zielgegend, sofern klar ist, dass sie einen nicht beißt. Dafür voll mit dem Antrieb, durch neugieriges Schnüffeln in allen möglichen Ecken interessante Dinge herauszufinden. Man wird sich damit abfinden müssen, dass dabei am Ende kein wohlstrukturierter Urlaub herauskommt, aber dafür passieren oft andere Dinge.

Ein Bus lädt mich in Petrohue aus, einem Dorf am östlichen Fuß des Vulkans und am Ufer des Lago Todos los Santos. Die

Zeit meines Aufbruchs (später Vormittag) und mein Startort schließen praktisch von Anfang an aus, dass ich je den Gipfel oder wenigstens die Schneezone ab etwa 1500 Meter Höhe erreiche: Die bequemen Wege nach oben befinden sich auf der anderen Seite des Berges. Petrohue liegt nicht einmal 200 Meter über dem Meeresspiegel. Von meiner Seite aus ist es einfach zu weit, um an einem Nachmittag auch nur in die Nähe der Gipfelregion zu kommen. Von Petrohue aus zieht sich ein Gewirr aus Pfaden durch die Lavafelder an der Ostflanke des Vulkans. Das Land ist zum Großteil kahl oder nur mit niedrigen Sträuchern bewachsen, lediglich am See gedeiht ein dünner Streifen Wald. Lava ist zumeist ein wenig attraktiver Gehuntergrund, hier handelt es sich um groben, scharfkantigen, schwarzen Sand, der an der einen Seite in die Schuhe hinein- und auf der anderen wieder hinausfließt. Die Wege sind durchkreuzt von breiten, mehrere Meter tiefen Senken, die ich zunächst für ausgetrocknete Flusstäler halte, bis mir klar wird, dass aus Vulkanen normalerweise kein Wasser fließt. Ich trage nichts bei mir, bin nur notdürftig bekleidet, und meine Nahrungsreserven bestehen aus drei Kaugummis.

Zunächst ziehe ich unorganisiert in Richtung Norden an der Seite des Berges entlang, auf der Suche nach seiner schwachen Stelle. Jeder Berg hat eine schwache Stelle. Nach etwa fünf Kilometern (alle Richtungs- und Streckenangaben sind erst nachträglich recherchiert) werde ich fündig: Etwa in Nordwestrichtung führt ein machbar aussehender Anstieg zu einer Art Sattel zwischen Osorno und dem Nachbarberg. Von diesem Sattel aus, da bin ich mir sicher, ist es nur noch ein Katzensprung bis zum unsichtbaren Gipfel. Oder wenigstens bis zum Schnee. Ich will eigentlich nur zum Schnee, skaliere ich allmählich mein Vorhaben nach unten. So ähnlich müssen sich Maurice Herzog und seine Begleiter im Jahr 1950 bei der Besteigung der Annapurna vorgekommen sein, des ersten

Achttausenders überhaupt: Ihre Karte ist fehlerhaft, Einheimische wissen nichts von irgendeiner Annapurna, und es nimmt Wochen in Anspruch, den Berg und seine Schwachstelle überhaupt zu finden.

«Aber wo zum Henker ist die Annapurna?», fragte Ichac.
«Ziemlich sicher hinter dem schönen dreieckigen Gipfel da drüben – da rechts am Horizont.»
«Da bin ich mir nicht so sicher», sagte Ichac.
«Ich auch nicht», sagte Rébuffat.
(...)
«Diese Wolken sind genau im falschen Moment aufgezogen. Sie verdecken die ganzen höheren Gipfel. Wir können nicht über etwas diskutieren, das wir gar nicht sehen können.»
«Wir haben sie gerade kurz gesehen», sagte ich. «Ich weiß ja, dass die Karte ein bisschen unzuverlässig ist, aber ich bezweifle, dass sie einen derartigen Fehler enthält: einen Achttausender zeichnet man nicht einfach an der falschen Stelle ein.»
«Du glaubst also, die Annapurna liegt in der großen Bergkette?»
«Ja, hinter dem großen dreieckigen Gipfel vor uns.»
«Ich möchte wetten, dass die große Bergkette nicht auf der Karte ist.»
«Obwohl sie über zwanzig Kilometer lang ist und ungefähr fünfzehn Siebentausender enthält?»
«Fünfzehn? Ach komm», protestierte Ichac.
«Jedenfalls ganz schön viele.»
«Du glaubst also, der lange Grat, den wir da sehen, und der Grat auf der Karte sind nicht derselbe. Dann wären es zwei lange Grate?», fragte ich.
«Ich glaube schon.»
Daraufhin stellte Ichac einige Berechnungen über Entfernungen an, die, so behauptete er, bewiesen, dass die Annapurna unmöglich auf diesem Hauptgrat liegen konnte. Seine Argumente stürzten mich in Zweifel, aber ich war nicht überzeugt.
Wo war diese Annapurna?

Maurice Herzog: «Annapurna»

Langsam arbeite ich mich Richtung Sattel nach oben. Dabei werde ich alle paar Minuten von heftigen Niederschlägen übergossen. In Anbetracht des Wetters der vergangenen Woche wäre es übertrieben zu sagen, die Regenschauer kämen überraschend. Die kahlen Lavahänge bieten keinen Schutz vor dem stürmischen Regen, meine Versuche, die Güsse unter überhängenden Dreckklumpen auszusitzen, scheitern kläglich. Je höher ich in Richtung Sattel vordringe, umso kälter wird die vom Himmel fallende Flüssigkeit. Man könnte aus der Temperatur des Regens präzise die Höhe über dem Meeresspiegel ermitteln, so den Fortschritt bei der Bergbesteigung quantitativ erfassen und kompensieren, dass man keinen Höhenmesser dabeihat. Allerdings würde das wiederum nur funktionieren, wenn man ein Thermometer dabeihätte. Ein ungelöstes Problem. Bergsteigen auf Sand läuft ähnlich ab wie auf einer Rolltreppe, die nach unten fährt. Bei jedem Schritt rutscht der Sand nach unten. Der Hang wird länger und länger. Wege gibt es keine mehr. Als es schließlich so aussieht, als läge der Sattel in greifbarer Nähe, jedenfalls für jemanden mit unnatürlich langen Armen, geht der Regen in Schnee über. Ich bin nass, hungrig und durchgefroren. Auf dem Boden liegt zwar noch kein Schnee, aber er fällt immerhin vom Himmel. Das muss reichen. Ich kehre um.

Sorglosigkeit hin, Lässigkeit her, der rechtzeitige Entschluss zum Umkehren gehört zu den wesentlichen Elementen solcher ungeplanten, schlecht ausgerüsteten Unternehmungen. Es geht hier nicht darum, sich absichtlich und vorsätzlich in Gefahr zu begeben. Ohne Ausrüstung verfüge ich schlicht über keine Reserven, um mit mehr Schwierigkeiten klarzukommen. Konservativ handeln, ängstlich bleiben und frühzeitig umkehren ist eine Schlüsselkompetenz beim Verirren. Wer rechtzeitig umkehrt, kann sich einiges in Bezug auf Ausrüstung und Planlosigkeit erlauben. Vorteilhaft ist es, wenn sich Planlosigkeit gutmütig mit mangelndem Ehrgeiz paart. Wer beim Verirren in potenziell gefährlichen Regionen Ehrgeiz in sich bemerkt, sollte lieber nach Hause gehen.

Mit dem Abschied vom großen, übermächtigen Ziel, der Vulkanbesteigung, ist mein Interesse am Wegfinden und an Orientierung stark versandet. Die Motivation ist weg. Die Konzentration fällt ab. Ich muss lediglich denselben Weg zurückgehen, wie schwer kann das sein. Gelangweilt rutsche ich den Berghang wieder hinunter. Mein Kopf, bis eben noch ausschließlich auf die Beobachtung der Umgebung fokussiert, wendet sich anderen Dingen zu, zum Beispiel dem ärgerlichen Sand in den Schuhen. Zudem verliere ich schnell an Höhe und damit den komfortablen Ausblick auf die Landschaft. Unter diesen Bedingungen ist Verirren sehr einfach. Zwar verfüge ich über eine präzise Vorstellung von meiner Position in Relation zum Vulkan, der nicht zu übersehen ist, zudem weiß ich durch andauernde Beobachtung einiges über die Topografie der Seite des Berges, auf der ich herumlaufe. Abhandengekommen in der ganzen Vulkanbegeisterung ist mir jedoch eine Vorstellung davon, wo ich losgelaufen bin. Der Berg ist mein Bezugspunkt, nicht die Bushaltestelle in Petrohue, die es jetzt zu finden gilt. Irgendwo sehr grob in südlicher Richtung in den Lavafeldern muss sie liegen. Es könnte auch eine östliche Richtung sein.

Die Gegend sieht überall gleich aus. Dank der tiefen Lavarinnen sieht man jeweils nur einen winzigen Teil der Umgebung, die voll mit schwarzem Sand, grünen Büschen und Wasser ist. Wasser ist überall, es kommt von oben, es fließt in kleinen Rinnsalen am Boden entlang, es vereinigt sich zu Bächen auf dem Weg zum See. Wo vor wenigen Stunden noch überall Wege und Fußspuren waren, ist jetzt nur unberührte Wüstenei. Die größten Lavarinnen verlaufen grob parallel, sie beginnen am Vulkan und enden am See. Eine Weile arbeite ich mich quer zu den Rinnen voran, weil das auf dem Hinweg auch so war. Alles sieht auch genauso aus wie auf dem Hinweg, nur der Weg ist verschwunden. Vermutlich bin ich doch ganz woanders. Die Richtung, die mir korrekt vorkommt, ist gleichzeitig die anstrengendste, weil ich ständig steile Böschungen rauf- und runterklettern muss. Der Rückweg ist nervenaufreibend. Irgendwann habe ich genug und gehe absichtlich falsch. Ich entscheide mich für eine der größten Rinnen und folge ihr entspannt zum Seeufer.

Sofort wird die Welt besser. In der Mitte meiner Rinne fließt mittlerweile ein breiter Fluss, gespeist aus einer Vielzahl von Bächen aus den Seitenrinnen. Die Regenschauer werden seltener. Je näher ich dem See komme, umso dichter wird die Vegetation außerhalb meiner Rinne. Ich fange damit an, die vielen schmalen Seitenverzweigungen genauer anzusehen. Innerhalb einer Stunde hat sich meine Perspektive vollständig geändert: erst der Kampf auf den Berg hinauf, dann gedankenloses Zurückgehen, gefolgt von zermürbenden Versuchen, den Rückweg zu finden. Jetzt bin ich vor allem damit beschäftigt, die bizarren Formationen aus Lavasand zu untersuchen. Zum ersten Mal an diesem Tag bin ich an einem Ort statt auf dem Weg woandershin.

Meine Lebensqualität hat sich spürbar verbessert. Der Lavarinne gefällt es offenbar, dass ich mich so gründlich mit ihr befasse, und sie denkt sich eine angemessene Belohnung aus. In einem der Seitenzweige finde ich eine Höhle. Eigentlich ist Höhle das falsche Wort: Es handelt sich um ein mehrere Meter tiefes Loch im Lavaboden, etwa fünf Meter im Durchmesser, das von oben vollständig zugewuchert ist. An einer Seite fällt ein Bach in die Höhle und dreht ein paar Runden auf dem Grund, bevor er an der anderen Seite wieder hinausfällt. In die Grotte gelangt man überhaupt nur von unten, indem man sich am Bach entlang ein paar Meter nach oben zwängt. Die Höhle besteht aus weichem, schwarzem Gestein, das offenbar dem durchfließenden Wasser nicht viel Widerstand entgegensetzt. Moose und Babyfarne in überraschend unterschiedlichen Grüntönen liegen und hängen träge in den zahlreichen Regalfächern der Felswände. Die ersten Sonnenstrahlen des Tages brechen durch das halbdurchlässige Dach aus Buschwerk. Das Wasser des Höhlenbachs scheint besonders langsam zu fließen, was entweder Einbildung ist oder daran liegt, dass es mit schwarzem Sand überladen ist, den es auf dem Weg hierhin aufgesammelt hat. Es ist genau die Sorte Ort, die bei Versteckspielen dazu führt, dass die suchenden Kinder entnervt aufgeben und nach Hause gehen. Unzugänglich, kaum zu finden, aber doch bestimmt weniger als zehn Kilometer vom Dorf entfernt. Dazu ständiger Zufluss von Trinkwasser, fast regengeschützt, weicher Untergrund. Nicht mal die Bluthunde der Verfolger können einen finden, wenn man im Flussbett hinaufklettert. Ich lache über die erfolglosen Versuche der Welt, mich hier aufzuspüren. Wochen könnte ich hier ausharren. Theoretisch.

Das Prinzip, das mich in die Grotte geführt hat, heißt «Be here»: an einem Ort sein anstatt im Kopf schon irgendwo anders. Es handelt sich um einen zentralen Bestandteil des kompetenten Umgangs mit Verirrungen.

In der Fernsehserie «Lost», ausgestrahlt vom amerikanischen Sender ABC und international hypererfolgreich, stranden die Überlebenden eines Flugzeugabsturzes auf einer tropischen Insel im Pazifik. Sie sind Opfer einer modernen Art der passiven Verirrung: Jedes Mal, wenn wir ein öffentliches Verkehrsmittel besteigen, geben wir die Verantwortung für unsere Orientierung ab. Man sitzt hilflos im Bus, Taxi, Flugzeug und überlässt die Navigation den Leuten am Steuer. Wenn sich der Fahrer oder Pilot verirrt, so nimmt er alle Passagiere mit ins Ungewisse. Ein wichtiges Grundthema der Serie ist die Spaltung der Überlebenden in solche, die vor allem nach Hause wollen, und andere, die alles daransetzen, auf der Insel zu bleiben (und dabei die Bestrebungen der ersten Gruppe gelegentlich mit Gewalt torpedieren). Die zweite Gruppe, klar in der Minderheit, wird angeführt von John Locke, ehemals gelähmt und auf den Rollstuhl angewiesen, der aber aus rätselhaften Gründen beim Absturz auf der Insel seine Gesundheit wiedererlangt hat – ein starkes Motiv, die Insel als Ort der Rettung zu begreifen und nicht als Ort der Verbannung. Während die meisten anderen die Insel als einen vorübergehenden Aufenthaltsort betrachten, den sie möglichst bald wieder verlassen werden, schafft es Locke sehr schnell, auf der Insel zu leben. Derselbe Zwiespalt zwischen «Woanders sein wollen» und «Hier sein» findet sich genauso auch in den Köpfen von verirrten Personen in der echten Welt, außerhalb von amerikanischen Fernsehserien. Der Übergang zum Hiersein gelingt leichter, wenn die Umgebung das Geschehen diktiert, die Selbstbestimmung eingeschränkt ist und sehr wenig Möglichkeiten zum Weglaufen bleiben. Schiffbrüchige sind diesbezüglich vom Schicksal begünstigt, wenn man das so nennen kann. Sie haben nur die Wahl, sich mit ihrer Lage anzufreunden oder aber wahnsinnig zu werden, aktiv befreien können sie sich nicht. Steven Callahan, Autor von «Adrift», entscheidet sich für die erste Option, als sechs Tage nach dem Aufbruch von den Kanarischen Inseln sein Segelboot sinkt. Er rettet sich mit spärlichen Vorräten in ein Rettungsfloß und treibt mit der Strömung westwärts. Er ergibt sich seinem Schicksal und akzeptiert die neue Welt als seine eigene; ihm bleibt auch keine andere Wahl. Aber er gibt nicht auf. Trotz aller Komplikationen überlebt er 76 Tage hilfloses Herumtreiben im Atlantik und wird schließlich vor der Küste einer Karibikinsel von Fischern gerettet. «Be here» ist zum einen die Medizin gegen Panik und Verzweiflung, zum anderen der Schlüssel, um theoretisch unbegrenzt lange im verirrten Zustand auszuhalten.

Hiersein beinhaltet auch eine neue Ausrichtung der Wahrnehmung. Es heißt keineswegs, sich nur auf ein einziges Element der Außenwelt zu konzentrieren, zum Beispiel sich möglichst präzise und angestrengt mit dem Gehuntergrund und dem nächsten Schritt zu befassen. Stattdessen geht es darum, möglichst viele Informationen aus der Umgebung gleichzeitig wahrzunehmen. Der Fokus auf eine Sache ist hilfreich und nützlich, wenn man sicher weiß, welche Sache gerade zu erledigen ist. Verirrte wissen das nicht. In diesem Zustand kann jede Information von Bedeutung sein. Es geht darum, möglichst viel wahrzunehmen und vorurteilsfrei zu verarbeiten, was den Nebeneffekt hoher Unterhaltsamkeit hat. Die ersten Kapitel dieses Buchs handelten vor allem davon, wie man in eine Verirrung hinein- und wieder aus ihr herausfindet. Der Mittelteil einer Verirrung aber dauert naturgemäß länger als Anfang und Ende, deshalb kommt es darauf an, sich möglichst wohnlich in ihr einzurichten. Hiersein ist der Idealzustand, den es dabei zu erreichen gilt.

Die Osorno-Geschichte ist schnell zu Ende erzählt. Der Weg zurück nach Petrohue dauerte eine Weile, weniger als 76 Tage, aber den größten Teil des Nachmittags. Es handelte sich nicht um eine verzweifelte Suche, sondern eher um ein interessiertes Streunen, bei dem sich der Rückweg beinahe beiläufig ergab. Den Gipfel des Osorno habe ich genau ein einziges Mal gesehen: vom Flugzeug aus, das mich zurück nach Santiago brachte.

B: Die Fortgeschrittenen

Sie haben Ihr Ziel verfehlt

Berge im Kopf

> Auf dem Thomas-Bernhard-Weg haben wir einen alten Mann überholt, der mühsam gehumpelt ist. Nach wenigen Kilometern mussten wir alles wieder zurückgehen, und der alte Mann weit vor uns. Mussten wir ihn nochmal überholen. Er sagt: «Ah, Grüß Gott noch einmal», und wir: «Grüß Gott, ja, wir sind leider vom Weg abgekommen», und er sagt: «Macht nichts, da lernt man den anderen Weg auch kennen.»
>
> *Daniela Strigl*

Verirren für Unerfahrene, das ist Verirren in dichtbesiedelten Gegenden, belebten Städten und auf dem Weg zur Toilette und zurück. Bei einer Beschäftigung mit dem fortgeschrittenen Verirren werden wir entlegenere Gegenden betreten und, dort angekommen, feststellen, dass die Beschaffenheit der Außenwelt gar keine so große Rolle spielt. Fortgeschrittenes Verirren findet vor allem im Kopf statt. Wenn wir mehr darüber herausfinden wollen, müssen wir zunächst nachsehen, was der Anblick einer Landschaft im Gehirn des Menschen auslöst.

Die Freizeitnutzung von Landschaften ist von Gewohnheiten geprägt, die sich je nach Land und Mensch unterscheiden. In Deutschland lautet eine beliebte Variante: Man fährt zu einem Voralpengipfel, den man besteigt, ohne die Seilbahn zu benutzen, denn die Benutzung der Seilbahn ist alten Menschen vorbehalten. Auf gut ausgebauten Forstwegen schreitet man zünftig und nicht zu langsam bergauf. Die richtige und die falsche Ausrüstung sind dabei ein großes Thema, wobei die Vorstellung von «falsch» und «richtig» sich im Laufe der

Jahre verschiebt. In der Frühzeit der Bergsteigerei war ein mannshoher Alpenstock Pflicht, und alkoholfreie Getränke am Berg galten als geradezu gesundheitsschädlich. Heute ist falsch, was nicht spezialisiert ist («Stadtgewand»), sowie alles, was zwar spezialisiert, aber noch zu neu auf dem Markt ist («neumodischer Blödsinn»). Oben angekommen, vergleicht man die benötigte Zeit mit den Angaben im Wanderführer und auf den Wegweisern und freut sich, wenn man die dort genannten Zeiten unterboten hat. In einer Almhütte werden kalte Getränke eingenommen. Bergab nimmt man dann doch lieber die Seilbahn, wegen der Knie.

Auf den ersten Blick scheint es sich dabei um eine Art Zwischenstadium zu handeln, eine evolutionäre Übergangsphase. Unter den zünftigen Alpenvereinsmitgliedern stehen Menschen, deren Ehrgeiz gerade für einen kurzen Spaziergang zwischen zwei U-Bahn-Stationen reicht, über ihnen die grönlanddurchwandernden Individualistinnen und Outdoorzeitschriften-Abonnenten. In Wirklichkeit aber folgen alle drei Gruppen vorgezeichneten Pfaden. Auch Wegverächter begeben sich selten in wirklich weglose Gegenden. Kanada, Schottland, Island und Skandinavien üben große Anziehungskraft auf Deutsche aus, die sich von der Nutzung übervölkerter Forstwege distanzieren wollen. Im fremden Land folgt man dann einem etwas weniger breit ausgebauten Weg auf einen etwas weniger überlaufenen Berg, sieht mit etwas Glück einen Elch oder einen Wolf, aber das Konzept bleibt dasselbe. Selbst auf dem Mount Everest sieht es nicht anders aus, wie Reinhold Messner beklagt: «Man folgt Pisten, auch am Gipfel des Mount Everest ist eine Piste angelegt, und da kann ich mich natürlich nicht mehr verirren.»

Das Problem beschränkt sich nicht auf Landschaften, die mit Wegen und Wegweisern ausgestattet sind. Es ist in unserem Kopf. Selbst wer sich wie der im Kapitel *Abschied von der*

Karte erwähnte Chris McCandless wirklich von der Zivilisation löst, folgt dabei immer noch ausgetretenen Wegen des Geistes – in diesem Fall ausgetreten von der Gefolgschaft der amerikanischen Naturalisten Henry David Thoreau und John Muir. Vermutlich können Menschen einfach nicht ohne Wege, Pläne, Konzepte im Kopf arbeiten.

Beim Wandern ist man sich der Tatsache selten bewusst, dass man von einem starken kulturellen Strom auf den Berg hinauf- und wieder heruntergetragen wird. Gerade an bekannten Bergen wird häufig eine Art Kult betrieben – man besteigt nicht den Berg, sondern ein Objekt, das den berühmten Namen trägt. Das alles ist nicht neu, früher galten die Berge als Sitz von Göttern, Lindwürmern oder Dämonen, heute gelten sie als Sitz von Naturverbundenheit, Sportsgeist, Kameradschaft oder Selbstfindung. Gegen solche geistigen Konstrukte als Hintergrund einer Unternehmung ist gar nichts einzuwenden, ganz aus dem Weg gehen kann man ihnen ohnehin nicht. Hilfreich ist es aber, sich der Idee bewusst zu sein, die die Unternehmung formt. Man kann, wie der französische Künstler Guy Debord von einem Freund berichtet, mit einem Londoner Stadtplan den Harz durchwandern. Hauptsache, man weiß, dass es sich um den Stadtplan von London handelt.

Egal, ob man der Idee «Ich suche mir einen Weg zum nächsten U-Bahnhof», «Ich steige auf die Zugspitze» oder «Ich durchquere die menschenleere Einsamkeit Patagoniens mit dem Fahrrad» folgt: Es gibt einen Moment, in dem alle Pläne scheitern und im Kopf eine merkwürdige Leere hinterlassen – den Moment, in dem man feststellt, dass man sich gründlich verirrt hat. Je unhinterfragter das Konzept ist, dem man dabei folgt, desto unangenehmer wird man von dessen Scheitern an der Realität überrascht. Dabei kann dieses Scheitern eine durchaus produktive Erfahrung sein. Reinhold Messner erklärte 2008 in einem Interview der «Süddeutschen Zeitung»:

«Wir lernen fast nur durch das Scheitern. Wir Menschen sind so veranlagt, dass wir nur dann lernen, wenn wir einen Dämpfer kriegen. Solang wir Erfolg haben, solang uns die Umsetzung einer Idee ohne Probleme gelingt, wissen wir gar nicht, warum wir Erfolg haben.» Bis zum Scheitern eines Plans sind wir oft nur körperlich anwesend, gedanklich bewegen wir uns in einer Idee statt in der eigentlichen Stadt oder Landschaft. Wir folgen markierten Wegen oder Straßenschildern, und die zentralen Elemente unserer Umgebung sind hin und wieder eine richtige Zahl, ein Schild, eine Farbe, die uns bestätigen, dass wir auf dem richtigen Weg sind. Wenn sich die Nebelschwaden schließen, der Weg sich als Wildwechsel entpuppt oder plötzlich ein Fluss auftaucht, wo keiner sein sollte, finden sich Körper und Geist zum ersten Mal am selben Ort ein und sehen einander ratlos an. Jetzt kommt uns zu Bewusstsein, dass wir allein sind. Selbst in menschenleeren Gegenden macht Verirrtsein einsam. Bisher hat man sich wenigstens auf denselben Bahnen bewegt wie andere Menschen zu anderen Zeiten. Jetzt drängen sich zum ersten Mal die Fragen auf: «Was mache ich hier eigentlich?», «Wie bin ich hierhergekommen?», «Wer hatte diese bescheuerte Idee?» und «Wie, verdammt nochmal, komme ich hier wieder weg?»

Wenn diese existenziellen Fragen beantwortet werden müssen, fängt – ob man es will oder nicht – die fortgeschrittene Phase des Verirrens an. Die verirrte Person muss sich von ihrem Plan lösen, von dem Konzept, dem sie bis hierhin gefolgt ist. Stattdessen legt sie ein neues Konzept an, das im einfachsten Fall heißt, den Weg zurück zu finden. Wer verirrt ist, muss die eigenen Ideen und Vorstellungen von der Umgebung verändern, die geistigen Konstrukte anpassen, das Gehirn anstrengen. Verirren ist ein klassisches Versuch-und-Irrtum-Verfahren. Das Richtige findet man, indem man alles mögliche Falsche ausprobiert. Den richtigen Weg findet man, indem man sich lange und häufig genug verirrt. Am Ende wird man mit großer Wahrscheinlichkeit etwas über sich oder die Welt gelernt haben.

Im ersten Teil des Buches ging es um Verirren in harmlosen Gegenden, das sich in den meisten Fällen dadurch wieder beenden lässt, dass man nach dem Weg fragt. Der Abschnitt «Fortgeschrittene» beschäftigt sich damit, was passiert, wenn man sich mehr als nur ein bisschen verirrt. Einfache Verirrungen lassen sich abbrechen, sobald man schlechte Laune oder kalte Füße bekommt. Fortgeschrittene Verirrungen dagegen gleichen einer Achterbahnfahrt. Man kann nicht einfach mittendrin aussteigen, nur weil man sich fürchtet.

Nicht alle Verirrungen, die wir im Folgenden untersuchen werden, nehmen ein gutes Ende. Es ist einzelnen Menschen nicht immer möglich, vom Scheitern unmittelbar zu profitieren. Manchmal sterben sie, bevor sie etwas dazugelernt haben oder aus dem Gelernten irgendeinen Nutzen ziehen können. Dann kann höchstens die Nachwelt noch etwas aus ihren Experimenten lernen – zumindest in denjenigen Fällen, in denen sich die Geschichte einer Verirrung rekonstruieren lässt.

Innere Kartografie I

Josh: «Solange du weißt, wo's langgeht.»
Heather: «Ich weiß genau, wo's langgeht.»
Josh betrachtet die Karte.
Heather: «Ja, man muss wohl auf die Karte sehen, obwohl ich weiß, wo's langgeht. Und zwar geradeaus, da lang.»
Mike: «Wir haben uns verirrt. Gib das erst mal zu!»
Heather: «Haben wir nicht! Ganz sicher!»
Mike: «Ja, genau wie gestern, da warst du dir auch ganz sicher, und heute auch schon zweimal!»
Heather: «Nein! Bullshit! Und wir haben uns heute noch überhaupt nicht verirrt! Kein einziges Mal! Ich weiß, wo wir sind!»

The Blair Witch Project

Es wird Zeit, etwas ausführlicher über das Gehirn zu reden. Man hat es schon irgendwie geahnt: Das Gehirn spielt beim Verirren eine zentrale Rolle. Im Vergleich mit Sportarten wie Laufen oder Radfahren ist man beim Verirren deutlich stärker auf komplexe Denkprozesse angewiesen; es reicht nicht, einfach nur einen einzigen Befehl an Arme und Beine zu schicken. Man muss das eigene Verhalten kontrollieren, aufmerksam die Umgebung beobachten, Informationen sammeln, die Vorstellungen von der Welt an die tatsächlichen Gegebenheiten anpassen und sich dabei ab und zu auch fortbewegen. All das verlangt geistige Arbeit.

Die vordringliche Aufgabe des Gehirns ist die Lebenserhaltung, das heißt konkret, die Bereitstellung von Nahrung, Wasser und Schutz vor dem Wetter. Einigermaßen zivilisierte Gesellschaften sind so konfiguriert, dass man hier kaum noch Anstrengungen unternehmen muss. Weil wir unsere Umgebung so praktisch eingerichtet haben, ist das Gehirn im Wesentlichen von seinen Hauptaufgaben entbunden und hat den größten Teil des Tages nichts Wichtiges zu tun. Die Menschheit hat gewaltige Anstrengungen unternommen, um diesem Umstand gerecht zu werden und die vielen Millionen Gehirne vernünftig auszulasten. Letztlich ist es uns gelungen, die drohende Langeweilekatastrophe zu vermeiden durch die Erfindung von so unterschiedlichen Dingen wie Wissenschaft, Kunst, Tourismus, Vergnügungsparks, Unterhaltungselektronik und komplexen Steuervorschriften. Die biologische Evolution arbeitet leider auf unangenehm langsame Art und Weise; der menschliche Organismus operiert daher heimlich immer noch in einer Zeit, in der es nicht an jeder Ecke Supermärkte und Coffeeshops gibt. Zum Beispiel möchte das Gehirn auch heute noch jederzeit darüber informiert sein, wo es sich befindet. Das hat einen Grund, denn in einer Gegend, in der man sich nicht auskennt, so argumentiert das Gehirn, wird man kaum Nahrung, Wasser und Unterkunft finden.

Um seine geografische Position zu ermitteln, beschäftigt das Hirn einen Kartografen, der sich damit befasst, den andauernden Strom von Daten, den die vielfältigen Sinnesorgane herbeischaffen, zu sortieren und in eine Art persönlichen Weltatlas zu verwandeln. Fortwährend vergleicht der innere Kartograf die neu ankommenden Daten mit den bereits erstellten Landkarten und bestimmt so den eigenen Standort. So lässt sich auf einfache Weise der Vorgang der Orientierung beschreiben: Informationen über die Außenwelt sammeln, mit der inneren Landkarte vergleichen, Standort in die Landkarte einzeichnen, fertig. Es ist dabei nicht unbedingt notwendig, eine absolute Position festzulegen – das Gehirn ist kein GPS-Gerät. Kleinkinder zum Beispiel sind meistens zufrieden damit, genau zu wissen, wo sie sich in Relation zu ihrer Mutter befinden. Wo die Mutter dann wiederum genau ist, scheint weniger bedeutsam zu sein. Auch Erwachsene wissen in den meisten Situationen nicht exakt, wo sie sich befinden. Stattdessen verfügen sie über eine Sammlung an Regeln, wie sie von ihrem gegenwärtigen Standort zu anderen Orten gelangen – sie kennen ihre eigene Position in Relation zu anderen Orten. Das ist letztlich eine effiziente Art, geografische Daten zu speichern. Für jemanden, der nachts vom Schlafzimmer zum Bad finden möchte, ist es nicht wichtig zu wissen, welche geografische Länge und Breite das Bad hat oder ob es im Norden liegt. Viel einfacher ist es, sich zu merken, dass man durch die Schlafzimmertür, dann den Gang nach links gehen und die zweite Tür rechts nehmen muss. Genaueres über diese inneren Landkarten und wie sie nach aktuellem Stand der Forschung aussehen, wird man im Kapitel *Der innere Kartograf II* erfahren.

Die Positionsfindung ist mittlerweile nicht mehr allein Sache des Gehirns. Im Unterschied zu, sagen wir, Schimpansen verwenden Menschen richtige, physische Landkarten, um die inneren Karten zu unterstützen. Das Betrachten einer Karte ermöglicht es dem Gehirn, ein inneres Bild einer vollkommen fremden Gegend aufzubauen. Vor rund zweihundert Jahren haben wir außerdem damit angefangen, alle wichtigen Aspekte unserer Umgebung mit Schildern auszuweisen (mehr dazu im Kapitel *Notizen zur Geschichte des Verirrens*). Landkarten und Wegweiser sind eindeutig ein großer Fortschritt, denn sie erlauben es, sich auch in unbekanntem Terrain sicher zu bewegen. Man kann leicht ausprobieren, wie sehr sich das Gehirn mittlerweile auf externe Hilfsmittel verlässt, indem man versucht, sich ohne Karte in einer Gegend zurechtzufinden, in der es keine Wegweiser gibt (zum Beispiel in den schottischen Highlands, dazu mehr im Kapitel *Schottland als Biotop*). Chaos und Verirrung sind unausweichlich die Folge.

Das Gehirn findet also seinen Platz im Universum, indem es Informationen über seine Umwelt sammelt und mit einer inneren Landkarte vergleicht. So jedenfalls der Plan. Wenn alles klappt, stimmen Außenwelt und innere Karte überein, und der Mensch ist zufrieden. Sieht die Außenwelt anders aus als die innere Karte, wird das Gehirn irgendwann melden, es habe sich wohl verirrt. Meist fügt es noch hinzu: «... aber ich werde alles in meiner Macht Stehende tun, ich bin dein treuer Partner in der Not, bitte vertraue mir, man wird ja wohl noch Fehler machen dürfen.» Orientierungslosigkeit bedeutet: Das Gehirn ist unfähig, die innere Landkarte und die Eindrücke von der Welt in Einklang zu bringen. Warum das trotz der hochentwickelten Orientierungsfähigkeiten des Gehirns ab und zu passiert und wozu es führen kann, davon erzählen die Verirrensursachen und Beispiele in diesem Buch.

Weil die Ermittlung des Standorts eine so wichtige, tief verwurzelte Aufgabe des Gehirns ist, fällt die Einsicht ins Verirrtsein schwer. «Du bist wohl verirrt.» – «Nein, ich weiß ganz genau, wo ich bin.» – «Aber sieht dieser Baum da nicht genauso aus wie der, an dem wir vor einer halben Stunde vorbeigekommen sind?» – «Nein, ich weiß ganz genau, wo wir sind.» Bevor ein Mensch zugibt, sich verirrt zu haben – zunächst vor sich selbst, dann vor anderen –, läuft intern ein aufwendiger Prozess ab, in dem jede Möglichkeit abgeklopft wird, der zufolge man vielleicht doch noch recht haben könnte. Schließlich könnte die mitgeführte Karte schlicht falsch sein, oder sie ist zwar richtig, aber der Weg ist vielleicht zu neu, um darauf verzeichnet zu sein, oder man hat am Ende gar eine ganz neue, hervorragende Abkürzung entdeckt. Natürlich stimmt nichts davon, man ist und bleibt verirrt, und das hat man keinem anderen zu verdanken als sich selbst. Dieser Vorgang heißt «Bending the Map» – auf Deutsch: die Karte verbiegen. Zu Übungszwecken ist am Ende dieses Kapitels eine

Karte eingefügt, die eine Orientierung an jedem Ort der Welt ermöglicht. Einige ihrer Elemente werden nicht zur beobachteten Realität passen, andere dafür umso besser, wie bei jeder anderen Karte auch. Wenn die Darstellung sich gar nicht mit der Umgebung zur Deckung bringen lässt, halten Sie die Karte wahrscheinlich falsch herum.

«Bending the Map» ist ein faszinierendes Phänomen, auch weil es ein allgemeineres Problem illustriert: Wie gehen Menschen mit neuen Erkenntnissen um, die nicht in ihr vorgefertigtes Konzept passen? Was tun sie, wenn die Welt, die sie sich vorstellen, anders aussieht als die echte? Wenn der vermeintlich treue Ehepartner sich als Polygamist erweist? Wenn der öffentliche Nahverkehr streikt und man nicht weiß, wie man ins Büro kommen soll? Wenn die Erde gar nicht im Zentrum des Universums steht, sondern irgendwo?

Überleben beruht auf Anpassung, nicht nur, wenn man sich in der Wildnis verirrt hat, sondern auch im allgemeineren, evolutionären Sinne: Anpassung an eine neue Umgebung ist Weiterentwicklung und die Voraussetzung für das Fortbestehen der Art. Bending the Map ist der Prozess, der einer Anpassung an die Umgebung im Wege steht. Bevor das Gehirn eine neue Karte der Umgebung entwickelt, versucht es mit allen Mitteln, die alte zu retten. Wer nicht versteht, wie Bending the Map funktioniert und wie man es zunächst erkennt und dann überwindet, wird mit größerer Wahrscheinlichkeit über kurz oder lang in Not geraten. Weil das niemand will, werden wir uns in den nächsten Kapiteln ausführlich mit diesem Thema beschäftigen.

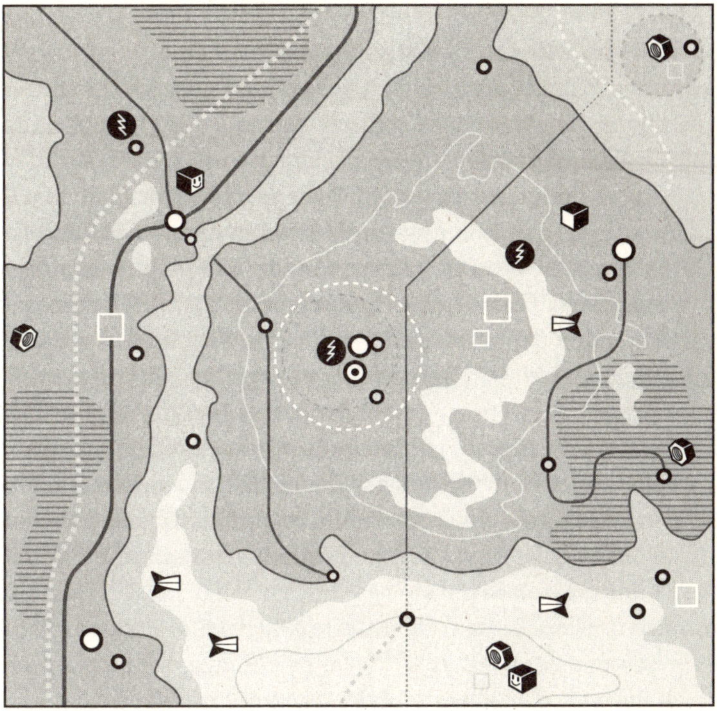

Schottland als Biotop

Dick Hammerdull verließ sich ganz auf mich. Er fragte mich einige Male, ob ich auch den richtigen Weg hier wisse; ich konnte ihm natürlich nichts anderes antworten, als daß es in dieser unbewohnten Gegend gar keine Wege gebe; also konnte ich weder auf dem richtigen, noch auf einem falschen sein.

Karl May: «Old Surehand III»

Die schottischen Highlands eignen sich aus verschiedenen Gründen als Verirrensbiotop für Fortgeschrittene. Sie sind dünn besiedelt – man stößt nicht alle paar Meter auf Hütten mit Almdudlerausschank –, aber auch wieder nicht so dünn wie Sibirien, die Sahara, die Antarktis oder Teile Nordamerikas. Von den meisten Stellen Schottlands aus gelangt man bereits nach ein paar Tagen geduldiger Durchquerung von Sümpfen wieder zu einer menschlichen Ansiedlung. Die Highlands sind keine ursprüngliche Wildnis, sondern eine artifizielle, postzivilisatorische Kulturlandschaft, die jahrtausendelang besiedelt war – ein wenig wie Tschernobyl, nur ohne Radioaktivität. Genau das macht diese Gegenden zum Verirrbiotop. Heute kann man tagelang wandern, ohne Menschen zu begegnen; stattdessen trifft man auf die Grundmauern der alten Siedlungen. Die verschiedenen bergverwaltenden Organisationen sind sich einig in ihrer Abneigung gegen Wegweiser und Steinpyramiden. Wegmarkierungen, so die Philosophie der schottischen Fachleute, «beeinträchtigen den Eindruck der Wildnis» und «verwirren die Wandernden eher, als ihnen zu helfen». Bewirtschaftete Hütten gibt es nicht, die unbewirtschafteten

Schutzhütten sind zum Teil nicht auf Wanderkarten verzeichnet, und die zuständige «Mountain Bothies Association» bittet Gäste, die Hüttenstandorte auch nicht im Internet zu veröffentlichen. Die wenigen hochgelegenen Schutzhütten wurden seit einem Unglücksfall 1971 weitgehend demontiert. Man will Wandernde davon abhalten, bei sich verschlechternden Wetterverhältnissen weiter aufzusteigen, anstatt umzukehren. Die schottischen Highlands liegen damit verirrenstechnisch auf halbem Weg zwischen touristisch rundumbetreuten Regionen wie den Alpen und den meisten anderen Gebirgen der Welt, die sich eher für Verirrensprofis eignen.

Ein wesentliches Gebiet der Verirrenskunde lässt sich in Schottland besonders gut erforschen: Umherirren im Nebel. Der vorherrschende Nebel oder, genau genommen, die tiefhängende Wolkendecke stellt das größte Problem bei der Orientierung in der Gipfelregion dar. Der Nebel begrenzt nicht nur die Sichtweite. Jeder Stein, der am Rande des Gesichtsfeldes auftaucht, erscheint im Nebel viel größer, als er eigentlich ist, weil das Gehirn ihn dank der vernebelten Sicht für weit weg hält, obwohl er in Wahrheit nur wenige Meter entfernt ist. Die kleine Welt, die im Nebel noch übrig ist, wird künstlich vergrößert; gelegentlich verliert man völlig den Maßstab für die Größe der umgebenden Landschaft. Gleichzeitig weiß man natürlich, dass der Nebel sich nur ein klein wenig heben müsste, dann kämen Dutzende klare Orientierungshilfen zum Vorschein. Dieses Nicht-Erkennen dessen, was doch so nah und offensichtlich sein muss, kann in stundenlangen Nebelwanderungen zu einer latenten Wut auf die Umstände führen, die weiter am Nervensystem nagt. Beim Herumirren im Nebel lernt man nebenbei einiges über das Herumirren in der Dunkelheit, wobei Dunkelheit selten von einer Minute zur nächsten aufreißt und einen großzügigen Rundumblick gewährt. Nebel ist Dunkelheit für Anfänger.

Beim Herumlaufen im Nebel kommt es entscheidend auf die Wahl eines geeigneten Berges an. Ein guter Nebelberg ist aus eindeutigen Richtungen aufgebaut: Es sollte in eine und nur eine Richtung bergauf gehen. Das hin und wieder empfohlene Verfahren, in verwirrenden Situationen die Schritte zu zählen, insbesondere wenn man nichts sieht, ist in der Praxis von zweifelhaftem Wert. Es ist nicht so einfach, im Gehen Schritte zu zählen; kaum fasst man einen anderen Gedanken, hat man sich schon verzählt. Und wenn man mit dem Schrittezählen nicht an einem bekannten, auf der Karte identifizierbaren Punkt beginnt, ist man hinterher kaum klüger als vorher. Schrittezählen hindert das Gehirn daran, sich mit den wenigen Dingen zu befassen, die man im Nebel erkennen kann.

Die wesentliche Lektion, die man in dichtem Nebel lernen kann, ist jedoch nicht technischer, sondern philosophischer Natur: Die Welt ist genau das, was man gerade von ihr erkennen kann. Und Menschen erkennen von ihrer Welt generell sehr wenig. Das liegt zum Teil an Gleichgültigkeit und Unwissen, zum Teil an fehlenden Fähigkeiten etwa zur Magnetfeld-Navigation oder Echolokation. Nebel verschlimmert das Problem daher nicht wesentlich, sondern macht sich nützlich, indem er dezent auf einen wichtigen Sachverhalt hinweist. Natürlich geht niemand auf Berge, weil er gern die ganze Zeit nichts weiter sehen möchte als die Strecke von hier bis zum zehn Meter entfernten Stein. Man will Fernsicht, Weite, Freiheit und nicht das Gefühl, von den undurchdringlichen Schwaden aus Wasserdampf umzingelt zu sein. Man will auch nicht dreimal um den Gipfel herumlaufen, sondern eben direkt nach oben. Nebel macht auf sanfte, aber nachdrückliche Art und Weise jede Vorstellung zunichte, die man vorher vom Aufstieg hatte. «Egal, was der Plan war, vergiss ihn.» – «Aber ich sehe nichts!» – «Beruhige dich, du brauchst nichts zu sehen.» – «Ich weiß nicht einmal, wo ich bin.» – «Du bist jetzt exakt hier. Mehr brauchst du nicht.» – «Schon, aber ich sehe gar nichts.» – An dieser Stelle steigt der Nebel aus dem Dialog aus, seufzt noch kurz und murmelt: «Sie wird es hoffentlich noch begreifen.» Im fortgeschrittenen Stadium ist Nebelwandern eine Übung in Bescheidenheit. Man läuft in einer Blase von etwa der Größe eines geräumigen Zimmers durch die Landschaft, freut sich über jedes neue Detail, das den Weg kreuzt, und kümmert sich nicht um den Rest der Welt, der vom Nebel verborgen ist.

In Schottland zumindest ist es manchmal gar nicht so verkehrt, nichts über den Rest der Welt zu wissen. «Wenn die sturmgetriebenen Wolken aufrissen», schrieb der Historiker und Highlandforscher John Hill Burton 1864 über einen Ausflug in die Cairngorms, «zeigte sich nur ein trostloses, winterliches, grönlandgleiches Chaos aus Schnee, Steinen und reißenden Flüssen. Es bedurfte unserer ganzen philosophischen Anstrengung, uns vor Augen zu führen, daß wir uns noch im Vereinigten Königreich befanden ... und daß man den ersten August schrieb.»

Der dreifache Ben Oss

Selbst wenn du nach links gehst, kommst du zum Kursker Bahnhof; und wenn geradeaus, dann kommst du auch zum Kursker Bahnhof, und wenn nach rechts, dann auch zum Kursker Bahnhof. Darum geh nach rechts, um ganz gewiss hinzukommen.

Wenedikt Jerofejew: «Die Reise nach Petuschki»

Tyndrum ist ein unscheinbares Dorf in Schottland, erwähnenswert nur aus zwei Gründen: Zum einen liegt es am West Highland Way, jenem gut präparierten Wanderweg, der von Glasgow nach Fort William einmal quer durch die Highlands führt und jedes Jahr von 50 000 Wandernden begangen wird. Zum anderen ist Tyndrum umgeben von fünf Munros, worunter schottische Hillwalker all jene Berge verstehen, deren Höhe 3000 Fuß überschreitet, also gut 900 Meter. Im Vergleich zum West Highland Way begegnet man in den Bergen rings um Tyndrum nur wenigen Menschen, was damit zu tun haben könnte, dass die Gipfel mitten in wegloser Ödnis liegen. Einige Kilometer südwestlich des Dorfes ragt eine gewundene Bergkette auf, die aus vier Munros besteht. Von Osten nach Westen: Beinn Dubhchraig, Ben Oss, Ben Lui und Beinn a'Chleibh.

Wir haben den Plan gefasst, von Tyndrum aus alle vier Berge an einem Tag zu besteigen. Zu diesem Zeitpunkt wissen wir praktisch nichts über schottische Berge, insbesondere nichts über schottische Berge im Winter. Die geplante Strecke besteht aus zunächst etwa 10 Kilometer Schlamm und Sumpf, dann folgen etwa 15 Kilometer Fels und Schnee. Am Ende wollen wir an der Nordostseite von Ben Lui zurück ins Tal steigen, durch einen von Felsen umgebenen Talkessel, über den die Munroliteratur mit britischem Understatement Folgendes zu sagen hat: «Im Sommer sind keine Schwierigkeiten zu erwarten, aber im Winter können Wandernde hier vor einer ernst zu nehmenden Kletterroute stehen.» Im Nachhinein muss man froh sein, dass wir nie so weit gekommen sind. Abermals schützt hier Ahnungslosigkeit vor Unheil.

Schottische Berge sind eine Art Schwamm und bestehen zu 99 Prozent aus Wasser, überzogen nur von einer dünnen, flecktarnfarbenen Schutzschicht, in die man keine Löcher machen darf, weil sonst der Berg ausläuft. Darunter lauert tiefer, brauner Schlick. Etwa fünf Minuten nach Verlassen des Forstweges, der am Fuß des Berges vorbeiführt – wir navigieren ungeschickt durch einen altkaledonischen Pinienwald, dessen loser Baumbestand an afrikanische Savannen erinnert –, strömen kalte Bäche aus dem Untergrund in unsere bis dahin tadellos dichten Wanderschuhe. Wasser steht an unseren Füßen und begleitet uns fortan mit jedem Schritt. Die Melodie der Highlands: squisch, squisch, squisch. Wege gibt es keine, und wenn doch, dann sehen sie exakt genauso aus wie Bäche. Das sind die Zustände, mit denen man es hier zu tun hat. Sicherlich gibt es im Himalaja ganz andere Komplikationen.

Die untere Grenze der Wolkendecke liegt an diesem Februartag etwa bei 800 Meter, was in den Highlands vollkommen normal ist. Es bedeutet, dass die Sicht in der Gipfelregion äußerst begrenzt ist; sie reicht etwa von hier bis zum nächsten Stein. Die Stimmung in dieser schottischen Todeszone ähnelt der in einer gotischen Kathedrale: kalt, spröde, unwohnlich, von Nebelschwaden durchzogen, dazu das ständige Gefühl, man gehöre hier nicht her und verdanke seine Existenz nur dem Wohlwollen einer höheren Instanz. Hinter der Nebelwand lauern Felsabbrüche, die man ungern näher untersuchen möchte. Die Gesichtshaut wird weiß und kalt wie sehr teurer Marmor, den man eine Weile im Kühlschrank liegen lässt.

Kurzer Exkurs über Karten: Es gibt in Schottland zweierlei «Ordnance-Survey»-Karten. Die normale Sorte ist dazu gedacht, zu Hause vor dem Kamin bei einer schönen Tasse Tee studiert zu werden. Die andere Sorte heißt «Explorer», sollte aber der Klarheit halber besser «Actual Use» heißen, denn sie ist die einzig brauchbare, da laminierte. Wir besitzen die normale, die bereits jetzt einem Spülschwamm gleicht.

Durch Glück fällt uns ein Pfad in die Hände. Wir hangeln uns an ihm entlang durch die Schneefelder des Grates, und tatsächlich führt er direkt zu einer großen Pyramide aus Steinen. Weit und breit hat diese Gegend nur einen einzigen Steinhaufen zu bieten, so behauptet die Karte, und er liegt auf dem Gipfel des Ben Oss. Den ersten Munro haben wir offensichtlich verfehlt, aber der zweite ist nach vier Stunden durch Zufall bezwungen, und er hat auch noch einen leichten, zweisilbigen Namen.

Wir verlassen Ben Oss, den Blick fest auf die Stelle gerichtet, wo wir Ben Lui vermuten. Unser inneres Kompass-Ich quält sich zu diesem Zeitpunkt bereits mit zunehmenden Selbstzweifeln. Wir navigieren vorsichtig durch einige Schneefelder, verlieren den Weg, irren umher, finden ihn wieder und stehen nach einer halben Stunde schon wieder an einer Steinpyramide, die der von Ben Oss verdächtig ähnelt. Wo vorher nur Ratlosigkeit herrschte, breitet sich jetzt Unbehagen aus. Der Plan «Ben Lui» wird aufgegeben, unser Ziel heißt jetzt: Rückweg. Eine verhältnismäßig weise Entscheidung – wäre Robert Falcon Scott damals in der Antarktis rechtzeitig so klug gewesen, viel Leid hätte vermieden werden können. Aller Weisheit zum Trotz stehen wir kurze Zeit später zum dritten Mal auf dem Gipfel des Ben Oss. Eines externen Bezugssystems beraubt, ist das menschliche Gehirn nicht in der Lage, einen geraden Kurs zu halten, insbesondere nicht, wenn Felsblöcke und Eistümpel im Weg liegen. Wir müssen uns wohl damit abfinden, nie mehr aus der vernebelten Bergwelt herauszufinden. Der Kopf ähnelt jetzt schon einer großen weißen Leere, viel leerer kann es dort auch im Kältetod nicht sein. «Claims two stupid victims: Ben Oss», werden sie schreiben. Immer drängender werden die Fragen, die wir an den Berg haben, aber er kann uns nicht hören. Berge haben nur kurze Bürozeiten, und samstags nach zwei Uhr sind sie geschlossen. Wer danach noch oben ist, kann mit keiner Unterstützung mehr rechnen.

Noch wissen wir nicht, wie man ohne Kompass navigiert. Wir haben keine Ahnung von den vielen Hilfsmitteln, die die Natur zur Verfügung stellt. Auf die Windrichtung haben wir nicht geachtet, unsere eigenen Fußspuren in den Schneefeldern erkennen wir nur zufällig wieder, wir wissen nicht, welche Elemente der Karte bei schlechter Sicht hilfreich und welche nutzlos sind. Wir wissen nichts über Dead Reckoning, Piloting und all die anderen schönen Dinge, mit denen sich Experten behelfen. Stattdessen die unverfälschte Erfahrung einer Nulllinie in den Teilen des Gehirns, die eigentlich dafür zuständig sind, die Position und die Orientierung des Organismus zu melden.

Jeder Berg hat mindestens zwei Flanken, meistens auf ganz unterschiedlichen Seiten. Während die Nordflanken des Ben Oss zügig zur Zivilisation in Richtung Tyndrum ausrollen, führen die Südhänge in eine gewaltige weglose Sumpflandschaft, die sich im schlimmsten Fall bis hinunter nach Loch Lomond erstreckt, mehrere nasse Tagesmärsche entfernt. Deshalb ist es nicht nur wichtig, irgendwie nach unten zu steigen, wir müssen auch noch die richtige Richtung treffen. Beim Versuch, dem Berg zu entkommen, finden wir einen Weg, der steil durch Felsschrotthalden bergab führt, auf einer Seite des Berges, die gefühlt die richtige ist. Kurz verläuft der Weg gar in die Richtung, die wir für Westen halten, also zum Ben Lui, bevor er, immer noch in unserer Vorstellung, einen scharfen Knick macht und von nun an nach «Osten» verläuft, grob entlang der Höhenlinien an der gefühlten Nordflanke der Bergkette – genau dahin, wo wir herkommen. Wir sind gerettet. Jedenfalls bis der Weg plötzlich endet, und zwar, man ahnt es, in einem Bach. Es gibt beängstigend viele Bäche hier oben, rings um uns herum im Nebel rauscht es aus zahlreichen feuchten Mündern. Schweren Herzens entschließen wir uns, ohne Unterstützung eines Weges abzusteigen, durch eine graubraune Wüste aus Nebel, Schlamm und Wasser. Gleichgültig schleppen wir uns den Berg hinab, im festen Glauben, gleich zu Hause zu sein, in einem Zuhause, das in der Fantasie im Wesentlichen aus Heizung und warmer Dusche besteht.

Man kann sich mit Weg, aber auch ohne Weg verirren. Im ersten Fall hat man zumindest während des Verirrens die stete Gewissheit, nicht so falschliegen zu können, dafür ist am Ende des Weges die Bestürzung umso größer. Verirrt man sich ohne Weg, so äußert sich dies in einem beharrlichen Nagen im Kopf, das die Vorstellung von der Welt, die mentale Repräsentation der Umgebung langsam aushöhlt, bis sie irgendwann zusammenbricht. Mittlerweile haben sich ein paar hundert Bäche zu einem relevanten Fluss vereint, an dessen rechtem Ufer wir in Richtung Tal wandern. Wir halten den Fluss für den River Fillan, der direkt nach Tyndrum fließt, jedenfalls bis die Zweifel an dieser Vermutung zu groß werden, als dass man sie noch ignorieren könnte.

Das Bild von der Welt stürzt zusammen. Die innere Karte zerfällt zu Staub. Eingehendes Prüfen der äußeren, unbestechlichen Landkarte offenbart eine erdrückende Gewissheit: Die Gestalt der Landschaft, der Verlauf des Flusses, die Lage von Wasserfällen und Baumgruppen am Ufer, alles passt zu einem Gewässer namens Sput Ban, jedoch nicht zum River

Fillan. Der Sput Ban jedoch fließt nicht nach Norden, sondern nach Süden, durch die endlosen Morasthügel der Southern Highlands.

«Bending the Map» hat dazu geführt, dass wir Norden für Süden hielten, den einen Fluss für den anderen, Sumpf für Morast, und wer das für dumm hält, sollte sich klarmachen, dass das eine oft genauso aussieht wie das andere. Berge wirken, was Richtungsentscheidungen angeht, wie Vergrößerungsgläser: Ein einziges falsches Rechts statt Links, ganz oben eingefädelt, führt weiter unten zu einer gewaltigen Entfernung zwischen gefühltem Standpunkt und tatsächlichem Standpunkt. Die interne Karte wieder zurückzubiegen ist mühevoll und aufwendig, aber irgendwann sind die Signale zu deutlich, die Diskrepanz zwischen Außenwelt und ihrer inneren Darstellung zu groß. Wir sind so falsch, wie man nur falsch sein kann.

Es dauert dann noch etwas länger mit der rettenden Heizung, nicht nur eine, sondern fünf Stunden durch morastige Hügel. Mühsame Stunden, in denen viel Zeit ist, Lehren aus dem Tag zu ziehen. Hier ist es vor allem folgende: Je eher man diagnostiziert, dass im Gehirn Leere herrscht, was die Orientierung angeht, desto besser. Durch fehlende Orientierung droht zunächst keine unmittelbare Gefahr, es ist genug Zeit, sich systematisch die Gegend anzusehen, sich alles genau einzuprägen, mit der Landkarte zu vergleichen und sich um Aufklärung zu bemühen. Vor allem ist es keineswegs dringend erforderlich, übereilte Entscheidungen zu treffen und sich dabei auf «gefühlte Richtungen» zu verlassen. Diese Art Besonnenheit zu erlernen, ist letztlich der Weg zum Verirrexperten.

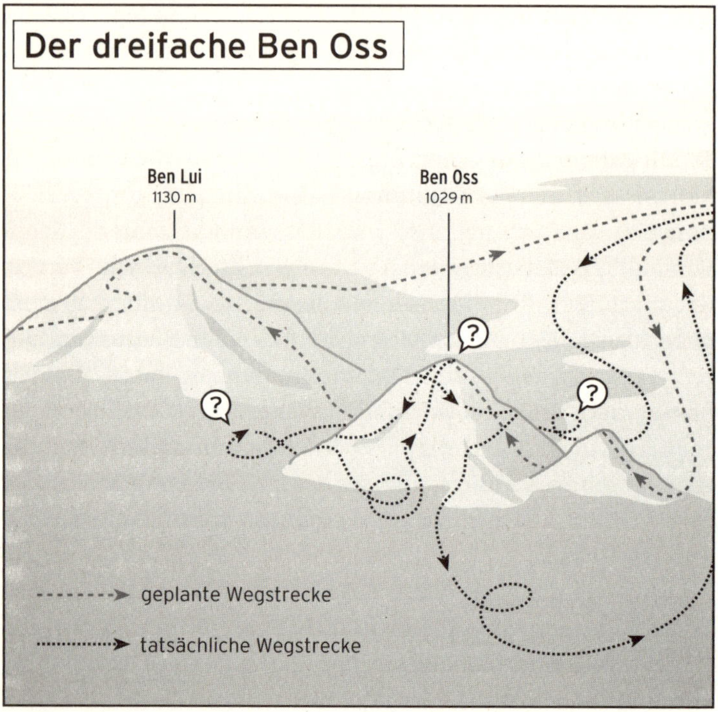

Erratum

Leider ist diese Nacherzählung ebenso falsch wie die Illustration der Verirrung. Nicht einmal der Name des Kapitels stimmt. Eine Aufklärungsmission kurz vor Drucklegung dieses Buchs ergab, dass es sich beim einzigen bestiegenen Berg dieses Tages tatsächlich um Beinn Dubhchraig handelte. Seine Gipfelpyramide fehlte auf der Karte, und dass auf jedem höheren Berg Schottlands ein solcher Steinhaufen liegt, war uns zu diesem Zeitpunkt unbekannt. Da sich schon auf dem Weg zum Gipfel die Himmelsrichtungen in unseren Köpfen um 180 Grad verdreht hatten, versuchten wir im weiteren Verlauf mehrfach,

Beinn Dubhchraig nach Osten zu verlassen, um zum (westlich gelegenen) Ben Lui zu gelangen. Nach dem Scheitern dieses Plans zogen wir uns Richtung Westen zurück, um die (östlich gelegene) warme Heizung zu erreichen. Auch in der Erforschung von Verirrungen gerät man leicht auf Irrwege.

Verirrensursachen II

Christopher Robin kam langsam von seinem Baum herunter.
«Dummer alter Bär», sagte er, «was hast du denn gemacht? Zuerst bist du zweimal allein um das Dickicht herumgegangen, dann ist dir Ferkel nachgelaufen, und ihr seid zusammen um das Dickicht gegangen, und dann, als ihr gerade zum viertenmal ...»
«Warte mal», sagte Pu und hielt eine Pfote hoch.
Er setzte sich hin und dachte, und zwar so nachdenklich, wie er nur denken konnte. Dann stellte er seine Hinterpfote in einen der Pfotenabdrücke ... Und dann kratzte er sich zweimal an der Nase und stand auf.
«Ja», sagte Winnie-der-Pu.
«Jetzt verstehe ich», sagte Winnie-der-Pu.
«Ich war ein verblendeter Narr», sagte er, «und ich bin ein Bär ohne jeden Verstand.»

A. A. Milne: «Pu der Bär»

Die Abweichung vom geraden Weg

Die meisten Menschen können im Dunkeln, bei starkem Nebel oder Schneetreiben nicht geradeaus gehen, egal, wie sehr sie sich konzentrieren. Erwachsene weichen mit verbundenen Augen schon auf einer nur 30 Meter langen Teststrecke im Schnitt um 22 Grad von der geraden Linie ab. Im Extremfall dreht man sich vollständig im Kreis. Wir erhalten zwar über mehrere Wahrnehmungskanäle Informationen über unsere Bewegung im Raum, nutzen davon aber vor allem eine, nämlich das Sehen. Die Propriozeption, also die Wahrnehmung der eigenen Körperhaltung, und der Gleichgewichtssinn spielen normalerweise keine große Rolle. Im Dunkeln oder im Nebel fehlt daher die Übung, sich ohne Zuhilfenahme des Sehsinns im Raum zu orientieren. Im «Whiteout» – also bei Nebel oder starkem Schneetreiben, wenn die gesamte Umgebung weiß erscheint – verlieren Skifahrer manchmal aus dem Stand das Gleichgewicht und fallen um. In unübersichtlichen oder eintönigen Gegenden wie im Wald oder in der Wüste kann der Sehsinn zwar seinen Teil zur Orientierung beitragen, man hat nur nicht viel davon. In Abwesenheit von Fixpunkten am Horizont ist es den meisten Menschen genauso unmöglich, eine einmal eingeschlagene Richtung einzuhalten. Selbst im Orientierungslauf, wo man vor dem Loslaufen mit dem Kompass eine Richtung anpeilt, weichen Geübte schon 300 Meter später je nach Terrain etwa zwei bis fünf Grad von dieser Richtung ab. Das gilt für Einzelne genauso wie für Gruppen; mehrere falsche Vorstellungen ergeben also nicht quasi als Mittelwert eine richtige Richtung. Forschende haben sich seit dem 19. Jahrhundert sporadisch mit der Frage befasst, warum der Mensch dazu neigt, bei schlechter Sicht im Kreis zu laufen. Lange Zeit versuchte man das Phänomen dadurch zu erklären, dass die Beine eines Menschen selten genau gleich lang und gleich stark sind. Das stärkere oder längere Bein führe dann dazu, so die Theorie, dass man in die Gegenrichtung abdriftet. Diese Thesen wurden jedoch mehrfach experimentell widerlegt. Ebenso hielt die Vermutung, die Drehrichtung hänge mit der Rechts- oder Linksfüßigkeit zusammen, einer Überprüfung nicht stand.

Bei einem Experiment, das am Max-Planck-Institut für biologische Kybernetik in Tübingen durchgeführt wurde, stellte sich heraus, dass Versuchspersonen mit verbundenen Augen, die angewiesen werden, den Kopf in eine bestimmte Richtung zu drehen, in der Regel auch in diese Richtung von der geraden Linie abweichen. Das spielt in der Praxis eventuell dann eine Rolle, wenn man das Gesicht abwendet, weil es von vorne oder von der Seite regnet, schneit oder ein kalter Wind weht. Allerdings genügt scheußliches Wetter auch ganz ohne neurologische Spezialeffekte, um Wandernde vom rechten Weg abzubringen (siehe auch Verirrensursache «Der Starke Einfluss»).

Eventuell führt der Versuch, sich besonders auf das Einhalten der Richtung zu konzentrieren, sogar dazu, dass man erst recht von der geraden Linie abweicht. Erik Jonsson berichtet, es sei ihm in eigenen Experimenten leichter gefallen, geradeaus zu gehen, wenn er sich nicht bewusst darum bemühte. Allerdings ist Jonsson ein routinierter Wanderer mit geschultem Orientierungssinn, und es ist gut möglich, dass Laien erst recht im Kreis gehen, wenn sie auf seine Methode setzen.

Die Kopfverdrehung

Für Opfer der Kopfverdrehung ist ein Teil der Welt auf der inneren Karte dauerhaft verdreht. In bestimmten Gegenden, Stadtteilen oder Gebäuden weicht die ganze Welt um 90 oder 180 Grad von den tatsächlichen Himmelsrichtungen ab. Zu dieser Wahrnehmungsstörung kommt es anscheinend vor allem bei Menschen mit gutem Orientierungssinn – aber eventuell fällt sie auch einfach nicht weiter auf, wenn einem Himmelsrichtungen grundsätzlich egal sind. Sie stellt sich dann ein, wenn man sich beim ersten Aufenthalt an einem unbekannten Ort durch Nacht, Nebel, Müdigkeit oder andere störende Einflüsse bewusst oder unbewusst eine falsche Vorstellung von den Himmelsrichtungen bildet. Bei empfindlichen Opfern kann diese Sinnestäuschung Jahre und Jahrzehnte anhalten. Sie fühlt sich außerordentlich unangenehm an. Aus einer Sammlung von Berichten über die Kopfverdrehung, die der französische Psychologe Alfred Binet 1894 zusammenstellte: «Die Illusion ging mit einem äußerst unangenehmen Gefühl einher – es war ein Zustand der leichten Umnebelung, wie ihn das englische Wort ‹amazement› am besten beschreibt.» «Es ist eine sehr schmerzliche Empfindung.» «Ich erinnere mich sehr deutlich daran, dass ich unter diesen Bedingungen einen Moment lang eine höchst unangenehme Angst, ja, echten Schmerz empfand.»

Der Psychologe Joseph Peterson beschreibt 1916 in einem weiteren frühen Beitrag zur Erforschung dieser Kopfverdrehung, wie er nachts von Omaha nach Minneapolis reist und dort bei Nebel ankommt. Das schlechte Wetter hält mehrere Tage an, und als die Sonne erstmals zum Vorschein kommt, hat Peterson sich bereits mit zwei Stadtteilen näher vertraut gemacht. Diese Stadtteile bleiben in seinem Kopf dauerhaft um 90 Grad verdreht, obwohl er nach einer Weile dazu übergeht, einen Kompass mit sich herumzutragen, in der Hoffnung, so die Verdrehung zu korrigieren. «Ich erwartete aber, eine beträchtliche Korrektur meiner Illusion bewirken zu können, indem ich mich der ‹gefährlichen› Stelle langsam näherte und meine Position ständig anhand des Sonnenstands und des Kompasses überprüfte. (...) Dies war der entscheidende Punkt. Wenn ich hier erfolgreich abbiegen konnte, hatte ich gesiegt. Aber alles, was ich gewonnen oder mir bis zu diesem Punkt bewahrt hatte, entglitt mir, als ich die vertrauten Szenen zwischen der Fifth und Seventh Street erblickte. Es ist ein eigenartiges Gefühl der Hilflosigkeit, das einen in solchen Momenten ergreift.»

Wer in seiner Vorstellung von einer Stadt oder Gegend solche verdrehten Stellen beherbergt, wird es schwerfinden, sich ein konsistentes Bild von ihr zu machen oder anderen Menschen einen Weg zu beschreiben. Peterson rät, insbesondere bei der Ankunft in fremden Städten auf die ersten Anzeichen solcher Orientierungsverdrehungen zu achten und sie möglichst sofort zu korrigieren, bevor sie sich im Kopf festsetzen können. Für alle, die sich gern verirren, gilt natürlich das Gegenteil. Es empfiehlt sich dann, bei Nacht oder Nebel in unbekannten Gegenden einzutreffen und sich sofort eine so unbegründete wie entschiedene Meinung zu den Himmelsrichtungen zu bilden.

Die Spontane Totalverwirrung

Dass Verirrung zu Verwirrung führt, ist bekannt. Es geht aber auch umgekehrt. Die Spontane Totalverwirrung kann einen Menschen in die Verirrung stürzen, der sich noch in einer bekannten Umgebung, auf dem vorgesehenen Weg oder zumindest nicht weit davon entfernt aufhält. 1873 veröffentlichte Charles Darwin in der Zeitschrift «Nature» einen Artikel über Orientierungsfehler. In einem Leserbrief zu diesem Beitrag berichtet ein Henry Forde aus West Virginia, «... dass selbst erfahrenste Jäger in den waldreichen Bergen dieser unberührten Gegend zu einer Art Anfall neigen; es kommt vor, dass sie plötzlich ‹den Kopf verlieren› und davon überzeugt sind, in die entgegengesetzte Richtung zu gehen, als sie es ursprünglich vorhatten. Sie sind weder durch Zureden von Seiten ihrer Begleiter noch durch Hinweise auf den Sonnenstand davon abzubringen. Nichts kann diesen Zustand überwinden, der mit großer Nervosität und einem allgemeinen Gefühl des Ärgers und der Unsicherheit einhergeht. Die Nervosität setzt erst nach dem Anfall ein und ist nicht dessen Ursache.» In bestimmten Situationen genügt ein kurzer Augenblick des Selbstzweifels oder der Ablenkung, und der Betroffene büßt jegliche Orientierung ein. «Ich hatte schon mit solchen Leuten zu tun», sagt ein von Joseph Sonnenfeld interviewter Iñupiaq. «Selbst wenn man ihnen die Richtung zeigt, wissen sie nicht, wo Norden ist, wo Süden ist oder wo Osten und Westen sind. Wenn es erst mal so weit kommt mit ihnen, ist es ganz schlimm.» Die

Orientierung verschwindet so überraschend und vollständig, dass die Verirrten sich wie von einer unbekannten Macht verhext oder entführt fühlen.

Im folgenden Bericht versucht Martina K. in nur leicht angetrunkenem Zustand in München nachts auf dem Fahrrad nach Hause zu gelangen, nachdem sie sich von einer Freundin verabschiedet hat:

«Im Weiterradeln schaue ich noch einmal besorgt über meine Schulter, denn M. hat ein bisschen mehr getrunken als ich, wahlweise weniger gegessen. Zwei Sekunden später befinde ich mich ca. 45 Minuten weit weg zwischen Reihenhäusern und Straßennamen, die ich noch nie gesehen oder gehört habe. Und weiß nicht, wie mir geschah.

Halten wir fest: Ich wohne fünf Fahrradminuten von M. entfernt. Ich muss nur über die Isar, dann zweimal links rechts, dann fünfter Stock. Ich kann das in diesem Teil der Stadt sogar mit gebrochenem Bein, ohne Licht am Rad, im Regen, ohne Sehhilfe und sturzbetrunken, und zwar auch in fünf Minuten. Trotzdem bin ich plötzlich in Augsburg oder aber jedenfalls auf gar keinen Fall in München. Ich sehe den Mond, weiß aber nicht mehr, auf welcher Seite die Isar schlängelt. Und über die müsste ich ja erst mal noch drüber, oder? Rechts der Isar, links der Isar, jegliche Orientierung ist mir abhandengekommen, diese Reihenhäuser sind wirklich wahnsinnig hässlich. Einmal im Leben versuche ich, logisch zu denken, fahre die Straße also zurück nach dahin, von wo ich kam, oder halt, von wo ich denke, dass ich kam, weil das meine Definition von logisch ist. Noch mehr Augsburg. Als mir die Idee kommt, den Plan an einer Bushaltestelle zu studieren, bin ich kurz sehr stolz auf mich. So lange, bis keine der Endstationen Marienplatz heißt oder eine der Straßen mir wenigstens ein ‹Ach, da lang› bedeutet. Mit einer Endlosschleife von ‹Das *gibt* es doch *gar nicht*› auf den Lippen irrlichtere ich weiter herum, das heißt, ich würde gerne lichtern, aber das Radlicht ist kaputt. Es sind bestimmt auch schon seltsamere Dinge passiert, aber halt nicht mir. Und es wäre auch alles nicht weiter schlimm, es ist Sommer, die Nacht ist warm, und ich bin ja kein Mann. Ich würde sofort bereitwillig das Fenster runterkurbeln und nach dem Weg fragen. Aber hier ist ja keine Sau mehr auf der Straße, dabei ist es noch gar nicht so spät. Augsburg halt. Mehr noch als die Tatsache, dass ich mich offensichtlich total verradelt habe, beschäftigt mich die Frage, wie zur Hölle mir das passieren konnte. Ich kann nicht oft genug betonen, dass ich in einem mir sehr vertrauten Teil der Stadt unterwegs war. *Vor zwei Sekunden.* Jetzt befinde ich mich bestimmt 45 Minuten weit weg, denn hier war ich noch nie. Wie konnte es mich so schnell so weit raustragen? Raum-Zeit-Loch? Außerirdische? Vielleicht hat mich ein Lichtstrahl in ein UFO gezogen, so was soll vorkommen, ich kann mich aber an nichts erinnern. Was natürlich Teil des Plans sein könnte, sollen ja auf Zack sein, die Außerirdischen.

Die Isar lässt sich weiterhin nicht finden, ich irre weiter und drehe noch einmal in die Richtung, in der ich die Innenstadt vermute. Die Münchner, nicht die Augsburger. Um mich abzulenken, denke ich weiter über meine Alien-Theorie nach und versuche mich an die Namen der Simpsons-Aliens zu erinnern. Ich bin bei ‹Zorg?›, als ich fast in ein ZOO-Schild radle. Das ist ein gutes Zeichen und dann auch wieder nicht. Ich wohne so ungefähr beim Zoo, nur halt viel weiter im Zentrum. Gut. München ist voller ZOO-Schilder, und alle zeigen irgendwo anders hin, vermutlich wurden die nachts mal von Außerirdischen aufgestellt. Schlecht. Ich folge dem Pfeil, was bleibt mir anderes übrig, und überquere zufällig irgendwann eine Brücke, unter der ich die Isar vermute. Zu meiner Rechten leuchtet sehr weit weg das Heizkraftwerk und weist mir den Weg. Eine halbe Stunde später schiebe ich das Rad in den Hinterhof. Wie heißen die Außerirdischen bei den Simpsons? Ich hätte mal ein Wörtchen mit den beiden zu reden.»

Die Außerirdischen bei den Simpsons heißen Kang und Kodos, aber die eigentliche Ursache dieser Verirrung verbirgt sich in der Angabe: «Im Weiterradeln schaue ich noch einmal besorgt über meine Schulter.» Zur Spontanen Totalverwirrung kommt es nämlich vor allem dann, wenn jemand auf einer vertrauten Strecke oder in vertrauter Umgebung in seiner Routine unterbrochen wird. Man betritt ein Geschäft, begegnet einem Freund oder streichelt einen fremden Hund. Danach nimmt das räumliche System im Kopf den Faden wieder auf und geht davon aus, dass die Blickrichtung dieselbe ist wie vor der Unterbrechung. Hat man sich währenddessen aber gedreht oder die Straßenseite gewechselt, passt die räumliche Vorstellung jetzt nicht mehr zur Umgebung. Diese Diskrepanz wird – ähnlich wie bei der Kopfverdrehung – als schmerzlich und unerklärlich empfunden und führt zum zügigen Verlust der Orientierung, obwohl man sich in diesem Moment noch am richtigen Ort befindet. Je stärker ein Mensch daran gewöhnt ist, jederzeit eine klare Vorstellung von den Himmelsrichtungen zu haben, desto sturer hält er in einer solchen Situation an seiner Wahrnehmungstäuschung fest. Das Weltbild im Kopf fühlt sich so richtig an, dass es an der Welt und nicht am Kopf liegen muss, wenn man sich plötzlich nicht mehr zurechtfindet.

Andere Auslöser einer Spontanen Totalverwirrung sind die **Abweichung vom geraden Weg** und die **Kopfverdrehung**. In allen drei Fällen aber ist die Wurzel des Problems die Diskrepanz zwischen Kopfkarte und Realität. Aus dieser Verwirrung resultiert dann erst die eigentliche Verirrung.

Die Tatsachenblindheit

Wenn wir uns in der Welt bewegen, orientieren wir uns nicht immer an dem, was um uns herum tatsächlich zu sehen ist. In vertrauten Gegenden navigieren wir fast ausschließlich anhand der Karte in unserem Kopf. Das geht so weit, dass wir unübersehbare Merkmale der Außenwelt nicht wahrnehmen, weil sie auf unserer geistigen Karte nicht eingetragen sind. Der Verirrensforscher Erik Jonsson zitiert dazu ein Beispiel: «Ein Motorradfahrer sagte aus, dass er, als er in der Nacht nach Hause fuhr, seine Hauseinfahrt mit der seines Nachbarn verwechselte und deshalb in einen Baum fuhr, der eigentlich nicht dort stand. Tatsächlich ‹verrutschte› das räumliche System des Fahrers, sodass sich seine mentale Karte verschoben hatte. Aufgrund dieser Verschiebung glaubte der Fahrer, in seine Hauseinfahrt zu fahren, während er in die seines Nachbarn einbog. Deshalb fuhr er gegen den Baum, der – auf seiner mentalen Karte! – nicht vorhanden war.»

In der Verirrenspraxis bedeutet das, dass man sich in der Welt dann leichter zurechtfindet, wenn man ein halbwegs zutreffendes Bild von ihr im Kopf hat. Eine falsche Vorstellung hingegen ist stärker als viele Fakten. Michael Brown und Kate Rogers aus Großbritannien buchten 2001 statt eines Ryanair-Flugs nach Girona in Spanien versehentlich einen Flug nach Genua, das, wie manche wissen, in Italien liegt. Die Durchsage des Piloten, man überfliege gerade Mailand, irritierte sie ebenso wenig wie die vielen italienischen Flaggen, die sie für die Wimpel von Eisdielen hielten. Erst als sich ein Busfahrer weigerte, ihre spanischen Peseten als Fahrgeld zu akzeptieren, erkundigten sich die beiden bei britischen Passanten: «Excuse me, but what country are we in?» Hätten die beiden ihren Urlaub ein Jahr später, nach der Einführung des Euro, angetreten, wäre ihnen vermutlich zwei Wochen lang nichts Ungewöhnliches aufgefallen. In weniger dramatischen Fällen von

Tatsachenblindheit läuft man an Wegweisern, Abzweigungen oder gleich am eigentlichen Ziel vorbei, weil man fest davon überzeugt ist, sich ganz woanders zu befinden.

Die Maßstabsverkennung

Ein Sonderfall der Tatsachenblindheit ist die Maßstabsverkennung, denn dass jede Karte einen Maßstab hat, wird oft vergessen. Studiert man nur hin und wieder den an der Bushaltestelle befestigten Stadtplan, kann man leicht zu der Ansicht gelangen, Maßstäbe seien sowieso alle gleich. So ein Maßstab dient aber nicht nur der Druckerei dazu, mal mehr, mal weniger Welt auf der Karte unterzubringen, er ist auch für das Benutzen der Karte von zentraler Bedeutung. Es ist schon bei richtiger Interpretation des Maßstabs nicht ganz einfach, die Abbildung auf der Karte mit der Welt drumherum zur Deckung zu bringen. Eine falsche Vorstellung von den Größenverhältnissen führt dazu, dass man statt der Karte der eigenen Fantasie folgt. Wie sehr wir anhand der Vorstellungen in unseren Köpfen navigieren, anstatt auf die Umgebung zu achten, zeigt sich dann, wenn wir das Ziel aufgrund falscher Annahmen über den Maßstab ganz woanders vermuten. Ziele, Wegweiser und Orientierungspunkte können dann vor uns auf und ab hüpfen und «Hier bin ich!» rufen, es hilft alles nichts.

Die Anderen Menschen

Von der fünfjährigen Kathrin ist überliefert, sie habe ihre Eltern in einem Stau auf der Autobahn gefragt: «Wollen die alle zur Großmutter?» So denken nicht nur Fünfjährige. Auch Erwachsene gehen unwillkürlich davon aus, dass die Motivationen und Ziele anderer Menschen ihren eigenen entsprechen.

Die Anwesenheit anderer Menschen wirkt zunächst einmal beruhigend. Wie falsch kann man schon sein, wenn man dort ist, wo auch andere sind? Dieses unbegründete Gefühl der Beruhigung kann aus einer einfachen Verirrung eine verwickelte machen. Zum einen unterstellt man den anderen Menschen, dass sie genau daher kommen oder dorthin gehen, wo man selbst hinwill – was nicht immer der Fall ist. Zum anderen vergisst man, dass sie manchmal noch ahnungsloser sind als man selbst. Es hilft nicht unbedingt weiter, sie zu befragen oder ihnen nachzulaufen, denn selbst wenn sie verirrt sind, wissen sie davon womöglich noch nichts oder haben keine Lust, es vor Fremden zuzugeben. Und nicht zuletzt verhält man sich in Gegenwart anderer Menschen anders und oft weniger rational als allein, weil man sich ungern blamieren möchte.

Alle diese Überlegungen dringen normalerweise gar nicht ins Bewusstsein vor, wo man sie einer kritischen Prüfung unterziehen könnte. Was bleibt, ist eine Art Reflex: Das Auftauchen anderer Menschen führt dazu, dass man sich dümmer verhält, als man es allein getan hätte.

Die Unzulängliche Karte

Es gibt keine perfekte Karte. Karten werden für einen bestimmten Einsatzzweck hergestellt und nur mit den Informationen versehen, die für diesen Zweck nötig sind. Straßenkarten enthalten weder Höhenlinien noch Fußwege, U-Bahn-Pläne verfälschen die Realität so stark, dass auch auf Himmelsrichtungen und Entfernungen kein Verlass mehr ist, und Wanderkarten bilden so kleine Teile der Welt ab, dass es leicht ist, über ihre Ränder ins Nichts zu wandern. Je nach geplantem Einsatzzweck muss sich die Person, die die Karte erstellt, für eine bestimmte Projektion und eine bestimmte Auswahl von Details entscheiden. «Eine gute Karte», schreibt der Geograf

Mark Monmonier, «beschönigt oder verschweigt die Wahrheit, damit man beim Gebrauch der Karte leichter das Wichtigste erkennt. Die dreidimensionale Wirklichkeit ist viel zu komplex und reich an Details, als dass sie vollständig und doch übersichtlich auf ein zweidimensionales, maßstabgetreues grafisches Modell abgebildet werden könnte.»

Dieses alte Problem der Kartografie tritt allmählich in den Hintergrund dank der Verbreitung elektronisch dargestellten Kartenmaterials, bei dem sich beliebig viele Schichten unterschiedlicher Details und Erläuterungen ein- und ausblenden lassen. Einige Jahre lang aber wird man sich – insbesondere in Gegenden ohne Handyempfang – noch mit den Unvollkommenheiten gedruckter Karten auseinandersetzen müssen. Schlechtes und unpassendes Kartenmaterial ist überall auf der Welt leicht zu beschaffen und gehört daher zur Grundausstattung aller Verirrensfachleute. Max Hiller berichtet über einen Ausflug in den Himalaja:

«Karten der Khumbu-Region gab es vom Deutschen Alpenverein für ca. 80 DM oder vom nepalesischen Tourismusverband für 15 Rupien. Nachteil der nepalesischen Karten: Höhenlinien sind nur alle 500 Höhenmeter eingezeichnet, da kann ein 400 Meter hoher Hügel schon mal verschwinden. Wir hatten die Karten für 15 Rupien.

Im Bergführer von Stephen Bezruchka stand: Von Duglha nach Lobuche den Khumbu-Gletscher rechts liegen lassen und sich immer an der linken Talseite halten. Das kleine Nebental war auf der Karte nicht eingezeichnet, weil es eben nur durch einen 400 Meter hohen Hügel gebildet wurde. Wir liefen leichtsinnigerweise trotz eines Schneesturms los, bei einer Sichtweite von unter 10 Metern. Wir tasteten uns mehr oder weniger an der Felswand zur Linken entlang und liefen unwissend drei Kilometer in das Nebental, bis wir nicht mehr weiterkamen. Anstatt umzukehren, kamen wir auf die idiotische Idee, uns einfach ‹mehr rechts› zu halten. Nach einer weiteren Stunde Gewühle durch den Schnee standen wir auf ca. 4900 Meter über dem Meeresspiegel und bei knapp minus 20 Grad Celsius bis zum Hals im Schnee und hatten keine Ahnung, wo wir waren. Da wir gut ausgerüstet waren, stampften wir ein Loch in den Schnee, stellten das Zelt auf und schlüpften in die Schlafsäcke. Wir waren inzwischen in einem ‹Whiteout› mit Sichtweiten unter 5 Metern. Die Nacht war wegen des Sturms sehr unruhig. Gegen Morgen ließ der Wind nach, wir konnten richtig schlafen und wachten dann bei Windstille und strahlend blauem Himmel auf. Das Zelt war von einer großen Schneewehe eingeschneit, und als wir aus dem Loch herausgekrabbelt kamen, mussten wir feststellen, dass wir keine 100 Meter neben der Hütte von Lobuche notgezeltet hatten.»

Ein Sonderfall der Unzulänglichen Karte ist die Fehlerhafte Karte. Sie existiert eigentlich nicht, denn die Behauptung aufgebrachter Menschen, ihre Karte sei ganz offensichtlich fehlerhaft, erweist sich in knapp 100 Prozent aller Fälle als falsch. Normalerweise handelt es sich bei solchen Kartenbeschuldigungen um ein sicheres Anzeichen dafür, dass man jetzt gut daran tut, sich erst einmal hinzusetzen oder das Auto zu parken und ruhig nachzudenken – und zwar am besten über etwas ganz anderes.

Der Umkehrunwille

Umkehren bedeutet immer, einen Fehler einzugestehen. Außerdem tauscht man bei diesem Entschluss die Aussicht, gleich nach der nächsten Kurve am Ziel zu sein, gegen die Gewissheit, den gesamten Weg noch einmal zurücklegen zu müssen. Sympathisch am Umkehrunwillen ist der Optimismus, der aus ihm spricht. Seine Schattenseiten sind mangelnde Flexibilität des Denkens und geistige Bequemlichkeit. Sie führen dazu, dass man sich Schritt für Schritt in eine Situation locken lässt, die man mit etwas mehr innerem Abstand als gefährlich oder zumindest ziemlich unbequem erkannt hätte.

Ein Epos des Umkehrunwillens ist die Geschichte der kolumbianischen Studenten Andrea Castillo, Yohanna Cabrera, Édgar Ramírez und Asdrúbal Estévez. Die vier befinden sich im Jahr 2001 auf einer fünftägigen Wanderung im «Sierra Nevada del Cocuy»-Nationalpark in den Anden. Am dritten Tag folgen sie im dichten Nebel versehentlich einer Abzweigung vom mit Steinhaufen markierten Weg und laufen dabei über den Rand ihrer Karte. Am nächsten Morgen bemerken sie ihren Fehler, hoffen aber, demnächst wieder auf den ursprünglichen Weg zu treffen. Als das nicht geschieht, folgen sie einem Fluss, denn Flüsse führen schließlich früher oder später zu menschlichen Ansiedlungen. Die vier sind unbesorgt. Sie besitzen keinen Kompass, können sich aber am Sonnenstand orientieren und empfinden, so schreibt ihr Chronist, der Journalist Martin Hodgson, die Verirrung eher als Glück denn als Unannehmlichkeit. Sie rechnen damit, nach höchstens einer Woche in der Nähe einer Stadt herauszukommen und schlimmstenfalls ein paar Vorlesungen zu verpassen. Erst am Morgen des zehnten Tages schlägt Asdrúbal Estévez vor, man könne ja eventuell einfach umkehren. Aber sie sind bereits 2000 Höhenmeter abgestiegen, haben keine Lust, wieder aufzusteigen, und glauben wie alle umkehrunwilligen Wanderer fest daran, dass es nicht mehr weit sein kann. Der Fluss, dem sie folgen, schwillt an, es gibt kein Ufer mehr, dem man folgen könnte, ein Großteil ihrer Ausrüstung wird davongespült, und Estévez ertrinkt bei einer Flussdurchquerung. Der Weg seiner Freunde zurück in die Zivilisation dauert 43 Tage.

Die Einbahnstraße

Immer wieder müssen Wandernde gerettet werden, weil sie sich in eine Situation manövriert haben, aus der es keinen einfachen Rückweg gibt. Einbahnstraßen sind die zivile Variante desselben Problems. Die Zuversicht, mit der sich immer wieder Menschen in solche Situationen stürzen, hat mit dem beschriebenen Widerwillen gegen das Umkehren zu tun. Man hat sowieso nicht vor, zurückzugehen, und empfindet es daher auch als unproblematisch, wenn nicht sogar angenehm, sich den Rückweg abzuschneiden. Dazu kommt die übliche Überschätzung der eigenen Orientierungsfähigkeiten. Selbst wenn alles darauf hindeutet, dass man bereits nicht mehr ganz da ist, wo man sein sollte – hinter der nächsten Kurve wird sich bestimmt alles klären. Veränderte Verhältnisse, ein nasser oder eisiger Untergrund, Sturm, Neuschnee oder auftauender Schnee, Erdrutsche und anschwellende Bäche können auch aus einem leicht begehbaren Hinweg einen unmöglichen Rückweg machen. Auf Rundwanderwegen, die nur in eine Richtung markiert sind, fehlt in der Gegenrichtung an den entscheidenden Stellen der Pfeil. Und manchmal ist die fehlende Umkehrbarkeit einer Strecke nicht einmal eine Eigenschaft der Außenwelt. Was hin ein Spazierweg war, kann erschöpfte oder unterkühlte Wandernde auf dem Rückweg überfordern. Der Weg ist noch derselbe, der Mensch nicht mehr.

Wie sich die Einbahnstraße für freiwillige Verirrungen nutzen lässt, berichtet der britische Dichter Samuel Taylor Coleridge in einem Brief aus dem Jahr 1802. Coleridge hat den Scafell bestiegen, einen nicht ganz 1000 Meter hohen Berg im britischen Lake District, und sucht nun nach einem Weg ins Tal: «Wenn ich von einem Berg herabsteigen will, so bin ich zu zuversichtlich und zu träge, um mich umzusehen und herumzuirren, bis ich einen Pfad oder ein anderes Anzeichen der Gefahrlosigkeit finde; ich wandere weiter, steige bei der ersten sich bietenden Gelegenheit ab – und verlasse mich in der Frage, wie weit diese Möglichkeit reicht, auf mein Glück.» Coleridge steigt also an der erstbesten Stelle, «die nicht ganz felsig war», ab. Auf halbem Weg gelangt er an eine etwa zwei Meter hohe Stufe, von der er sich herablässt, dann an eine zweite und an eine dritte. Die dritte erweist sich als unerwartet hoch, Coleridge hält inne, wirft einen Blick nach unten und stellt fest, dass sein Weg immer so weitergeht: «Es war in Wahrheit ein Pfad, der bei starkem Regen zweifellos das Bett eines ganz herrlichen Wasserfalls bildet.» Er beginnt an seiner Entscheidung zu zweifeln, «aber obwohl ich mich mit Leichtigkeit über zwei Meter glatten Felsen herablassen konnte, so konnte ich doch nicht wieder hinauf». Es folgen einige weitere Stufen, bis Coleridge vor Anstrengung am ganzen Leib zittert, «weiß Gott ohne den geringsten Einfluss der Furcht». Die vorletzte Stufe ist fast vier Meter hoch und der Vorsprung darunter so schmal, dass man beim Versuch, darauf zu landen, rückwärts in die Tiefe stürzen würde. Coleridge legt sich auf den Rücken, um sich auszuruhen, lacht über sich selbst «als einen Wahnsinnigen», gerät aber dann durch den Anblick der Felsen und der schnell dahinziehenden Wolken in eine «fast prophetische Trance und Verzückung». Nachdem er Gott ausgiebig gepriesen hat, steht er wieder auf, betrachtet seine Umgebung näher und entdeckt nicht nur ein totes Schaf, sondern auch einen Kamin, der heute unter dem Namen «Fat Man's Agony» bekannt ist und in dem er «ohne jede Gefahr oder Schwierigkeit» hinabgleitet.

Stadien der Verirrung

Weit besser ist es, vollständig verirrt zu sein – und es zu wissen –, als zuversichtlich zu glauben, man sei dort, wo man nicht ist.

Jean Dominique Cassini, Astronom, 1770

Was Nordamerikas Nationalparks und sonstige Wildnis für Verirrte zu einer Herausforderung macht, sind ihre Größe und Ursprünglichkeit: Die maximale Entfernung zur nächsten Ansiedlung beträgt nicht mehr wenige Tage Fußmarsch wie noch in den Highlands, sondern unter Umständen Wochen und Monate. Im Unterschied zu den Highlands hat man es nicht nur mit kahlen Bens und Lochs zu tun, sondern außerdem noch mit Wäldern, Gletschern, dichtem Unterholz sowie fleischfressenden Tieren von teilweise erheblicher Größe.

Die folgende Geschichte trägt sich im «Rocky Mountain National Park» zu, im Norden des Bundesstaats Colorado. Der etwa 1000 Quadratkilometer große Park enthält mehr als 60 Berge, die höher als 3000 Meter sind. In den höheren Lagen dominieren ausgedehnte Nadelwälder und Tundravegetation, das heißt karge Graslandschaften. Etwa ein Viertel des Parks liegt oberhalb der Baumgrenze. Der Park bietet 150 Seen, 700 Kilometer Wasserläufe, einige Gletscher sowie das Quellgebiet des Flusses Colorado. Es ist eine große Wundertüte aus allem, was man sich von der Natur so wünscht. Quer durch den Park verläuft die kontinentale Wasserscheide Nordamerikas, die Linie also, an der sich die Flüsse entscheiden müssen, ob sie lieber in den Pazifik oder in den Atlantik fließen möchten. Ein Highway mit der Nummer 34, auch als «Trail

Ridge Road» bekannt, kreuzt den Park von Osten nach Südwesten und überquert dabei die Wasserscheide am Milner-Pass auf 3279 Meter Höhe. Der Highway 34 ist die höchstgelegene asphaltierte Straße in den Vereinigten Staaten. Zum Vergleich: Die höchste asphaltierte Straße in den Alpen, die Schleife um den Cime de la Bonette in Frankreich, liegt 2802 Meter über dem Meeresspiegel.

Am 8. August 1998 parken Ken Killip und sein Freund John Yorke ihr Auto auf dem Milner-Pass, etwa zwei Autostunden nordwestlich von Denver. Von dort führen Wanderwege in diverse Richtungen, unter anderem nach Süden entlang der Wasserscheide auf den Mount Ida. Killip und Yorke, beide Feuerwehrmänner von Beruf und körperlich fit, wollen zum Rock Lake, einem von mehreren kleinen Seen östlich von Mount Ida. Es sind nur etwa drei Kilometer vom Gipfel nach unten zum Rock Lake, wo es einen ausgewiesenen Platz zum Zelten gibt. Allerdings liegen diese Seen an einer kritischen Stelle: im Westen der Berggrat der kontinentalen Wasserscheide mit einer Reihe von 4000 Meter hohen Bergen, im Osten fällt die Landschaft ab in den Forest Canyon, weglos und mit dichter Vegetation ausgestattet. Es ist eine der abgelegensten Regionen des Parks. Die Gesamtstrecke vom Auto bis zum Rock Lake beträgt nur etwa zehn Kilometer – ein Spaziergang, möchte man meinen. Aber trotz der geringen Distanz, oder vielleicht gerade deswegen, darf man das Vorhaben von Killip und Yorke auf keinen Fall unterschätzen. Der etwa sieben Kilometer lange Marsch auf den Mount Ida wird auf der Website des Parks als «mäßig schwierig» eingestuft. Die fast 1000 Meter Höhenunterschied vom Parkplatz zum Gipfel zu überwinden wäre selbst in deutschen Mittelgebirgen harte Arbeit; es wird nicht leichter, wenn man auf 3000 Meter Höhe startet, etwa auf dem Niveau der Zugspitze. Die Höhenlage, steile, felsige Abhänge, rapide wechselnde Wetterverhältnisse, kombiniert mit der Abgelegenheit und Weglosigkeit des Terrains, ergibt eine riskante Mischung. Jeder Schritt, den man sich von der Straße entfernt, sollte gut überlegt sein. Killip hat von Anfang an Schwierigkeiten, seinem Partner zu folgen. Um abzuschätzen, wie lange man für eine Strecke im bergigen Gelände benötigt, wird häufig die «Naismith-Regel» angewendet: eine Stunde pro fünf Kilometer Strecke, dazu eine halbe Stunde pro 300 Höhenmeter. Für den Anstieg zum Mount Ida folgt daraus etwa eine Gesamtzeit von drei Stunden. Selbst wenn man die erwähnten Zusatzschwierigkeiten mit einkalkuliert, kommt man auf maximal fünf Stunden reine Gehzeit. Als der Gipfel nach fünf Stunden immer noch nicht erreicht ist, wird Yorke ungeduldig und geht alleine voran zum Rock Lake. Killip behält die Karte, Yorke jedoch den Kompass und das Zelt. Beide gehen davon aus, sich am Abend am See wiederzutreffen. Ein herrliches Wochenende in unberührter Natur steht ihnen bevor. So glauben sie.

Weil Yorke den Weg kennt, hat sich Killip bisher nicht weiter um die Gegend gekümmert. Er weiß nicht genau, an welcher Stelle der Karte er sich gerade befindet. Außerdem zieht ein Gewitter auf. Killip entscheidet sich, unterhalb des Berggrats abzuwarten, um nicht schutzlos den Blitzen ausgesetzt zu sein. Während des Sturms trifft er vier andere Wanderer, die davon berichten, seinen Freund getroffen zu haben. Von dieser Nachricht bestärkt, arbeitet sich Killip weiter voran, sobald das Gewitter nachgelassen hat. Es regnet jetzt in Strömen. Die Sicht ist stark eingeschränkt. Killip ist müde, unterkühlt, durchnässt, dehydriert und gestresst. Etwa um fünf Uhr nachmittags erreicht Killip einen Berggipfel, der nur der Mount Ida sein kann, jedenfalls wenn man Killips innerer Landkarte Glauben schenkt, seinem mentalen Modell der Umgebung. In seinem angespannten Zustand benötigt Killip nichts dringender als eine klare Vorstellung davon, wo er sich befindet. Deshalb beschließt er, sich auf dem Mount Ida zu befinden – nicht etwa, weil die objektiven Informationen und der Vergleich mit der Landkarte ihn unausweichlich zu diesem Schluss bringen. In Wahrheit jedoch steht Killip auf einem anderen Gipfel, vielleicht zwei Kilometer nördlich vom Mount Ida. Killips innere Landkarte hängt nicht mehr mit der äußeren Welt zusammen. Mit anderen Worten: Killip hat begonnen, seine Landkarte zu verbiegen.

Aber irgendetwas stimmt nicht, so viel ist ihm noch klar, als er beginnt, in Richtung Osten nach unten zu steigen. Dort sind keine Seen, obwohl sie in Sichtweite direkt unterhalb des Gipfels liegen sollten. Er hätte einfach zum Berggrat zurückgehen können, um weiter nach dem Mount Ida zu suchen. Er hätte seine innere Landkarte wieder in Einklang mit der tatsächlichen Landkarte bringen können. Es ist vor allem sein körperlicher Zustand, der dies verhindert. Killips Hirn wird geflutet mit allen möglichen besorgniserregenden Empfindungen, die ihn unter großen Stress setzen und davon abhalten, rationale Entscheidungen zu treffen. Sein innerer Kartograf gibt auf. Die echte Welt ist zu kompliziert für ihn. Der stärkste emotionale Impuls ist, seinen Gefährten am Rock Lake zu finden, Wärme, Trinkwasser, Sicherheit. Er wird gleich da sein. Killip hat kein mentales Modell der Umgebung mehr, was für zusätzlichen Stress sorgt. Es steht nicht gut um Killips Fähigkeit, intelligent zu denken. Er verleugnet die Wahrheit. Immer weiter steigt er in die unbekannte Gegend vor ihm ab. An diesem Abend erreicht Killip die Baumgrenze und befindet sich jetzt mitten im Forest Canyon, ein paar Kilometer nördlich von Rock Lake. Er verbringt die Nacht irgendwo im Unterholz, ohne Schutz vor dem Regen und ohne Feuer. Warum zündet er kein Feuer an, wenn er doch friert und nass ist? Er weiß, dass offene Feuer in dieser Parkregion verboten sind, und fühlt sich verpflichtet, sich an diese Regeln zu halten. Am nächsten

Morgen hätte er immer noch seinen Spuren folgend zurück zum Auto laufen können. Noch wäre es prinzipiell möglich gewesen, herauszufinden, wo er sich befindet. Aber das hieße, sich einzugestehen, dass man verirrt ist, und den Freund, der am See wartet, im Stich zu lassen. Noch immer verleugnet Killip die Ernsthaftigkeit der Lage, in die er geraten ist.

Verleugnung ist häufig das erste Stadium bei Verirrungen. Ken Killip verbringt den Vormittag des zweiten Tags seines ungewollt dramatischen Ausflugs im Zustand anhaltender Verleugnung. Immer noch glaubt er, dass Rock Lake gleich um die Ecke ist (was zufällig stimmt) und dass er jeden Moment da sein wird (was nicht geschehen wird). Man muss sich klarmachen, dass selbst wenige Kilometer Entfernung ein unüberwindliches Hindernis darstellen, wenn man sich in der Wildnis befindet und keine Ahnung hat, in welche Richtung diese wenigen Kilometer zurückzulegen wären. Killip arbeitet sich planlos durchs dichte Unterholz im Forest Canyon.

Am Nachmittag dieses Tages dämmert Killip allmählich, dass er vollständig verirrt ist. Er erreicht das zweite Stadium der typischen Verirrung: **Panik**. Seine Bewegungen werden hektisch, seine Entscheidungen riskant. Er steigt einen Steilhang nach oben, um sich Überblick zu verschaffen. Eigentlich ein sinnvoller Schritt wie schon im Kapitel *Der Weg zurück* ausgeführt: Killip verfügt über eine Karte, und durch sorgfältigen Vergleich der vom Berg aus sichtbaren Landschaftsfeatures mit dieser Karte hätte er eventuell seine Position bestimmen und mit etwas Glück die innere Landkarte wieder zurechtbiegen können. Allerdings sind die Berge an den Seiten des Forest Canyon steil, felsig und kein geeignetes Terrain für geschwächte Wanderer ohne Ausrüstung. Auf halber Höhe rutscht Killip ab, rollt ein Stück hinunter und zieht sich dabei diverse Zerrungen und Verstauchungen zu. Er verbringt auch die zweite Nacht ohne Feuer und Wetterschutz im Gebüsch.

Der Fall Killip illustriert den typischen Verlauf unkontrollierter Verirrungen. Der Prozess ähnelt den fünf Stadien der Bewältigung, die die Psychiaterin Elisabeth Kübler-Ross im Jahr 1969 in «Über den Tod und das Leben danach» geschildert hat: Leugnung, Wut, Verhandeln, Verzweiflung, Akzeptanz. Verirren ist ein ähnliches Verlustgeschäft wie das Sterben. Zunächst verleugnet Killip die Tatsache, dass er verirrt ist. Anschließend gerät er in Panik. Unbeherrschte Emotionen bestimmen seine Entscheidungen. Diese zweite Phase wird durch seinen Sturz vom Berg beendet.

Am nächsten Morgen beginnt Killip, eine (nutzlose) Strategie auszuarbeiten, er versucht, über eine mögliche Rettung zu **verhandeln** – das dritte Stadium. Er beschließt, zurück zum Auto zu gehen. Das ist ein lobenswerter Ansatz, aber zu diesem Zeitpunkt bereits wenig erfolgversprechend, weil das Umherirren vom Vortag Killip jeder Möglichkeit beraubt hat, seinen Weg zurückzuverfolgen. Wieder arbeitet er sich orientierungslos durch das Unterholz. Wieder versucht er, sich durch Besteigen eines Berges Überblick zu verschaffen. Wie sich später herausstellt, klettert er auf der Flanke des Terra Tomah Mountain herum, eines 3876 Meter hohen Bergs, der etwa drei Kilometer Luftlinie östlich vom Mount Ida liegt. Ohne es zu wissen, befindet sich Killip jetzt nur ein paar hundert Meter von Rock Lake entfernt, seinem ursprünglichen Ziel. Aber noch beim Anstieg wird er von einem Hagelschauer überrascht. Verstört taumelt er wieder nach unten. Mit seiner körperlichen und seelischen Verfassung geht es rapide bergab. Um seine Probleme kurz aufzuzählen: Unterkühlung, Dehydrierung, Hunger, Erschöpfung, Schmerzen, Frustration, Todesangst und als Ursache der ganzen Misere Verwirrung und Orientierungslosigkeit. Einen Arm um einen Baumstumpf geschlungen, verliert er das Bewusstsein. Es ist das Stadium der **Verzweiflung**.

Als Killip aus seiner Bewusstlosigkeit erwacht, ist es dunkel. Er zittert unkontrollierbar. Die Landschaft sieht plötzlich weiß aus, bedeckt von einer 30 Zentimeter hohen Schicht aus Hagelkörnern. War er wirklich noch vor zwei Tagen gesund und kompetent, auf dem Weg in ein harmloses Wochenendvergnügen? Sein Zustand nähert sich jetzt eindeutig der letzten, endgültigen Phase: **Aufgeben**. Es gibt für den Verirrten zwei Arten des Aufgebens. Die eine wäre hilflose Resignation, was in Killips Situation schnell zum Tod geführt hätte. Die andere ist das pragmatische Akzeptieren der eigenen Lage. Man gibt die Hoffnung auf Rettung auf, aber nicht die Hoffnung aufs Überleben. Anstatt panisch der lebensfeindlichen Umgebung zu entfliehen, nimmt man diese Umgebung an und tut alles, um mit ihr zurechtzukommen. «Be here»: «Hier sein» anstatt «hier rauswollen» ist das Mantra der kompetenten Verirrten. Killip entscheidet sich für das Hiersein und damit für das Konzept, das uns schon mehrfach in diesem Buch begegnet ist. Er wärmt sich systematisch auf, indem er herumläuft und ein Feuer anzündet. Aus mitgebrachten Müllsäcken baut er sich einen provisorischen Unterstand im Wald. Er bleibt zwei Tage lang am selben Ort. Anstatt die alte innere Landkarte durch immer neue Verzweiflungstaten zu retten, konstruiert er eine neue, die seine aktuelle Umgebung abbildet. Endlich befasst er sich mit seiner echten Umgebung und nicht mit der, in der er gern wäre. Am fünften Tag entdeckt ihn ein Suchhubschrauber und schickt die Rettungstrupps in seine Richtung.

Die wichtige Lektion hier: Alles, was Ken Killip ab dem dritten Tag zu seinem Überleben unternahm, hätte er bereits am ersten Tag der Verirrung tun können. Warum befasst er sich zwei Tage lang vorwiegend damit, seinen Körper an den Rand des Todes zu bringen? Unter anderem aus den folgenden zwei Gründen: Zum einen handelt es sich hier abermals um eine Begegnung mit dem alten Bekannten «Bending the Map».

Einen Tag lang läuft Killip mit einer inneren Landkarte durch die Wildnis, die nur sehr wenig mit der tatsächlichen Umgebung zu tun hat. Im Glauben, zu wissen, wo er sich aufhält, irrt er herum und nimmt sich damit jede Möglichkeit, aus eigener Kraft den Weg zurück zu finden. Seinem falschen Modell der Umgebung folgend, bewegt er sich immer tiefer in die Verirrung hinein. Zum Zweiten führen die psychologischen Folgen des Verirrens sehr schnell zum Überlebenskampf, jedenfalls in kompromisslosen Umgebungen wie dem Rocky Mountain National Park. «Jeder, der da draußen stirbt, stirbt an Verwirrung», so schreibt Laurence Gonzales, dessen Buch «Deep Survival» die Geschichte von Ken Killip entnommen ist. Verwirrung über die eigene Lage führt zu Besorgnis, Angst, Panik. Das Gehirn befasst sich zu wenig mit den Schwierigkeiten, die die Außenwelt bereithält, zum Beispiel der Aufgabe, Wasser zu finden oder vorsichtig an steilen Felsen zu sein. Stattdessen ist es vorwiegend damit beschäftigt, die innere Landkarte zu manipulieren, mit dem Ziel, sie mit der Umgebung in Übereinstimmung zu bringen. Weil das nicht funktioniert, gerät man in alle möglichen unangenehmen Lagen, die einen noch mehr von den wesentlichen Dingen abhalten. Am Ende verstaucht man sich den Knöchel, bleibt liegen und stirbt an Unterkühlung. Die eigentliche Todesursache jedoch ist Verwirrung.

Ken Killip hat alles Mögliche falsch gemacht, aber im entscheidenden Moment doch das Richtige getan. Davon profitieren nicht nur er selbst durch ein längeres Leben, sondern auch wir: Wäre er im Forest Canyon umgekommen, so hätten wir nie etwas über den Verlauf seiner Verirrung und die dazugehörigen emotionalen Notlagen erfahren. Man hätte eine Leiche aus dem Unterholz gezogen und ein paar Worte des Bedauerns gemurmelt, vielleicht verbunden mit Kopfschütteln über die Dummheit der Stadtmenschen. So aber verfügen wir über eine detaillierte Dokumentation der klassischen Stadien einer Verirrung.

Jeder verirrt sich, manche häufiger, andere weniger häufig. Verirren beruht auf Fehlern, und niemand handelt immer fehlerfrei. Verirren ist darum ein natürlicher Teil der menschlichen Existenz, den man nicht völlig vermeiden kann. Was man aber kontrollieren kann, sind die fatalen Folgen der Verirrung: der emotionale Aufruhr, der geistige Verfall, der zu weiteren, dann lebensbedrohlichen Fehlern führt. Das Ziel muss es sein, in der Verirrung gelassen zu bleiben. Aber damit greifen wir bereits vor – mehr dazu im Kapitel *Das Prinzip Coolness*.

Notizen zur Geschichte des Verirrens

Man verlasse sich nicht auf die Bauern, wenn sie uns Fußwege anzeigen, die näher als die gewöhnlichen sein sollen. So wie überhaupt diese Menschen voll Vorurteile und voll Anhänglichkeit an alte Gewohnheiten sind, so gehen sie auch immer die Wege, die vom Vater auf den Sohn herab als die nächsten sind anerkannt worden, ohne daß sie Augenmaß und Überlegung gebrauchen, um die Irrtümer ihrer Voreltern zu berichtigen.

Adolph Freiherr von Knigge: «Über den Umgang mit Menschen», 1788. Zweites Buch, zwölftes Kapitel: «Über das Betragen bei verschiedenen Vorfällen im menschlichen Leben», darin: «2) Auf Reisen. Einige Regeln, um bequem, angenehm, wohlfeil und nützlich zu reisen.»

Ist Verirren als Freizeitbeschäftigung ein arroganter Spaß für Privilegierte? Können wir uns nur leisten, frivol über das Verirren zu sprechen, weil wir zur richtigen Zeit auf dem richtigen Kontinent geboren sind? Falls dem so wäre, bewegte sich das Verirren zwar in der Gesellschaft anderer harmloser Freizeitbeschäftigungen wie «Zelten, obwohl man ein Haus hat» und «Fasten, obwohl man nicht arm ist». Bei näherer Betrachtung stellt sich jedoch heraus, dass die Menschheit nicht etwa jahrtausendelang unter dem Verirren litt, bis der technische Fortschritt endlich diese Geißel der Menschheit besiegte. Es ist der Fortschritt, der das Verirren überhaupt erst in die Welt gebracht hat. Und so beginnt die Geschichte des Verirrens als Problem in Europa um das Jahr 1800 herum.

Natürlich haben sich einzelne Menschen zu allen Zeiten und in allen Gegenden verirrt. Aber die Anlässe dazu waren selten. In Europa bewegten sich die meisten Menschen bis zum späten

18. Jahrhundert zeitlebens in einem so engen Radius um ihren Geburtsort, dass sie weder Verwendung für Karten oder Wegweiser noch Gelegenheit zur Verirrung hatten. Selbst in der Seefahrt segelte man üblicherweise in Sichtweite der Küste. Die Suche nach dem richtigen Weg ist in historischen Quellen vor dem Jahr 1800 so gut wie nie ein Thema. Wer weitere Strecken zurückzulegen hatte, verließ sich auf die Führung durch Ortskundige oder benutzte die Postkutsche. Als die Gesandtschaft des Staatsmanns Dodo zu Inn- und Knyphausen 1683 von Bielefeld nach Münster reiste, «mußten wir uns einen Führer nehmen, denn der Weg war so fürchterlich und einsam wie die Wüsten Arabiens, und ich glaube, daß selbst wilde Tiere Mühe haben, dort zu leben». Der Verdacht liegt nahe, dass es sich dabei um ein Quellenproblem handelt und die Verirrungen einfacher Leute keinen Niederschlag in der Geschichte gefunden haben. Aber selbst ungewöhnlich mobile Menschen wie Handwerksgesellen auf Wanderschaft wechselten nur hin und wieder ihren Wohnort – in der Regel große Städte, die auch damals schon durch gut auffindbare Wege verbunden waren. Wer im 21. Jahrhundert in Deutschland wohnt, legt pro Jahr durchschnittlich 12 000 Kilometer mit verschiedenen Verkehrsmitteln zurück. Die Zahl der dabei auftauchenden Orientierungsprobleme ist unbekannt. Ziemlich sicher liegt sie weit über der selbst der reisefreudigsten Menschen von damals.

Außerhalb Europas war man etwas schneller, aber das Prinzip bleibt dasselbe. In Asien tauchen bereits früh Kompasse, Globen und eine hochentwickelte Kartografie mit rechtwinkligen Koordinatensystemen auf. Die erste gedruckte und genordete chinesische Karte entstand um das Jahr 1155 herum. Auch in den arabischen Ländern herrschte seit der Antike ein großes und ungebrochenes Interesse an Navigationshilfsmitteln. Unabhängig davon, wann eine Zivilisation in welches navigatorische Entwicklungsstadium eintritt, steht am Anfang jedenfalls nicht das ständige Verirren, sondern die Nutzung bekannter Wege in einem überschaubaren Gebiet.

Alte europäische Karten waren bis etwa zur Mitte des 17. Jahrhunderts so stilisiert wie heutige Nahverkehrspläne und zeigten dem Reisenden nicht viel mehr als die Namen der Orte und die Entfernungen an. Ortsschilder gab es nicht; wer eine Karte hatte, konnte den erreichten Ort mit etwas Glück anhand kleiner Skizzen der Umrisse von Rathäusern, Kirchen oder Schlössern identifizieren. Die Wege waren weder befestigt noch drainiert, ähnelten heutigen Feldwegen und verwandelten sich bei schlechtem Wetter in Schlammgräben. Aber auch bei gutem Wetter gab es nicht die klare Unterscheidung zwischen Straße und Nichtstraße, an die wir heute gewöhnt sind. Das änderte sich erst durch die Einführung der Chaussee oder «Kunststraße» gegen Ende des 18. Jahrhunderts, und selbst dann waren es nur die wichtigsten Verkehrswege, die so befestigt wurden. Nebenstraßen blieben bis weit ins 19. Jahrhundert hinein Sand- und Schlammpisten.

Man darf auch nicht vergessen, dass schlecht erschlossene Gegenden noch bis vor relativ kurzer Zeit echte Gefahren in Form von Räubern, wilden Tieren, Sümpfen und Mooren bargen. Und wo keine Gefahren lauerten, da ging es zumindest so unbequem zu, dass Reisende sich vermutlich gut überlegten, ob ein Ortswechsel wirklich nötig war. So klagte der Geheime Legationsrat von Senden im Jahr 1814 über den Weg von Hesel nach Aurich: «Auf dem Sandwege wird keinerlei Sorgfalt gerichtet. Hinter Hesel in Richtung Aurich schneidet das Rad tief in den losen Sand. Im Winter sind die Wege oft einem Morast gleich. Fußpfade sind nur in den Dörfern, sonst nirgends vorhanden. So kann der Preußische Postweg etwa bei der Ortschaft Bagband selbst in der besten Jahreszeit oft nur sechsspännig und unter größter Lebensgefahr benutzt werden. Eine Strecke des Weges fährt der Wagen in einer Spur, die hoch mit Wasser befüllt ist. Weichen die Pferde auch nur um eine Handbreit aus, so versinken Wagen, Pferde und Reisende in den bodenlosen Sumpf. Nicht selten wurde schon der regelmäßig dort verkehrende Postwagen umgeworfen und mußte in Stunden und unter Mithilfe der nächstvorhandenen Dörfler mühevoll ausgegraben werden. Streckenweise fährt man auf einem schlechten Knüppeldamm, wo man heftige Stöße ertragen muß und alle Augenblicke befürchtet, Hals und Beine zu brechen oder im Schlamm begraben zu werden. Eine Reise von Hesel, der Pferdetränke, bis Aurich dauert 12 Stunden, ohne Zwischenfälle oben angeführter Art.» Von Hesel nach Aurich sind es 20 Kilometer, die Kutsche legte also nicht ganz zwei Kilometer in der Stunde zurück.

Die Orientierungshilfsmittel, auf die wir uns heute verlassen – Straßennamen, Wegweiser, Hausnummern, Ortsschilder oder die bloße Existenz einer eindeutig erkennbaren Straße –, mussten erst einmal erfunden und eingeführt werden. «Im Chur-Fürstenthum Sachsen», heißt es in Zedlers «Universallexicon» um 1750, «wurden die ersten und ältesten Post- und Wege-Säulen bereits im Jahre 1695 angeleget; sie bestehen aus breiten und starcken eichenen viereckigten Säulen, oben stehet das Chur-Fürstlich-Sächsische Wappen, unter solchem sind die auf den Haupt-Post-Strassen befindlichen Oerter, und wie weit ein jeder von Leipzig, an Stunden zu rechnen, lieget, deutlich angeschrieben und eingeschnitten, nebst einem Posthorn, zu sehen.» Zedler nennt zehn Vorteile dieser Meilensteine, von denen nur einer mit dem Verirren zu tun hat, nämlich «4. Wird die Richtigkeit der rechten Wege und Strassen entdecket, und des Nachts, sonderlich bey dunckelem Schneewetter, wenn die Wege verwehet worden, und man sich bey einer solchen Post-Säule bekennen und berichten kan, die Irrung verhütet.» Die übrigen neun Punkte befassen sich nicht mit der Wegfindung, sondern der genauen Bestimmung von Entfernungen, wegen der «Bezahlung der Bothen, Staffetten, Posten, und andern Fuhren, wo man sonsten vielfältigmahl, weil die rechte Distantz nicht ausgemacht, oder bekannt gewesen, viel Lohn über Gebühr geben müssen.» Verirren war also wohl nicht das zentrale Problem, das diese Wegweiser lösen sollten. Nacht und «dunckeles Schneewetter» sind Situationen, in denen es Ortskundigen schwerfällt, den Weg zu erkennen; auf die Bedürfnisse Ortsfremder war das neue Markierungssystem noch gar nicht ausgelegt. Entsprechend bezeichnete das Wort «Wegweiser» damals noch keinen Gegenstand, sondern einen ortskundigen Führer.

Der nächste Entwicklungsschritt in Europa sind ab dem späten 17. Jahrhundert die Weg*zeiger*: steinerne, eiserne oder hölzerne, anfangs sogar fleischfarben angestrichene Arme, die mit ausgestrecktem Zeigefinger die Richtung weisen. «Im Jahr 1702 fieng man an, andere mit Armen aufzurichten», schreibt Zedler. «Die Armen wurden nur bey Creutz- und Scheide-Wegen gesetzet, um anzuzeigen, wohin jeder Weg leite, da hingegen die Post-Säulen nur an denjenigen Orten und Gegenden aufgerichtet worden, wo es die Distanz-Puncte erfordert.» Der heute gebräuchliche Pfeil löste die hölzernen Arme erst im Laufe des 19. Jahrhunderts ab. Mehr über diese Entwicklung findet sich in dem lesenswerten Buch «Wegzeiger» des Volkskundlers Martin Scharfe, dem wir die meisten Erkenntnisse und Quellen dieses Kapitels verdanken.

Noch im Jahr 1790 scheinen Wegzeiger eher die Ausnahme als die Regel dargestellt zu haben. Das lässt sich zumindest dem Bericht des 22-jährigen Theologiestudenten Friedrich August Köhler über seine Reise von Tübingen nach Ulm entnehmen. Köhler und sein namentlich nicht genannter Begleiter «nahmen davon gerechten Anlaß zu bedauern daß die Oberämter und Ortsobrigkeiten eine wohltätliche Anordnung der Regierung, die überal Wege Zeiger zu errichten befiehlt, nicht sehr nachzukommen beflissen ist. Wir fanden von Ehningen bis Gechingen nicht einen einzigen, und doch so ungängbare Wege überal, daß man sie von den bloßen Holz oder Waldwegen nicht unterscheiden kann, und sie einen leicht irre führen können ...» Es gab nur eine ungenaue und grobe Karte der Strecke; die beiden Wanderer orientierten sich an den Siedlungen, die oft gar nicht so leicht zu finden waren: «... besonders da die Orte an vielen Gegenden der Alb weit voneinander liegen und wegen der unebenen und waldigten Gegenden oft nicht gesehen werden können, als biß man ihnen nahe ist!» Köhler schreibt, er habe zwar auf der Schwäbischen Alb Wegzeiger vorgefunden, «wo sie auch am nöthigsten sind, wegen der meist noch nicht chaussirten Wege und der großen Entfernung der Orte voneinander». Er erwähnt diese Wegweiser aber gerade wegen ihrer Seltenheit. Andere Landstriche geben ihm mehr Grund zur Klage: «Zwar wurden vermöge eines landesherrlichen Edicts überal dergleichen errichtet, aber ihre Existenz war kurz, weil sie der ausgelassene Pöbel an den meisten Orten zerstörte, welches besonders in den Gegenden der Fall ist, wo die Landleute zerstreut auf Höfen wohnen und wenn sie in Geschäften nach der nächsten Stadt oder dem nächsten Dorf kommen, meistens betrunken nach Hause kehren und weil ihnen der Weg bekanndt ist, Wegezeiger für eine unnöthige Sache halten.» Dass es nur wenige Orientierungshilfsmittel gab, bedeutet nicht, dass unsere Vorfahren außerstande waren, sie sich auszudenken, sondern dass man ganz gut ohne sie zurechtkam.

Erst im 19. Jahrhundert nimmt die Mobilität der Bevölkerung so weit zu, dass die selbstständige Orientierung in fremden Gegenden und damit auch der Orientierungsverlust zum Thema werden. Martin Scharfe erläutert: «Es gibt eine Zeit – ganz grob die Zeit um 1800, plus/minus, man darf auch an ihre Charakterisierung als Spätaufklärung erinnern –, da entdeckt die menschliche, genauer: die mitteleuropäische Neugier das alte Problem des Verirrens ganz neu mit großer Verwunderung und bringt es auf vorher unbekannte Weise zur Sprache und Erörterung.» Die Problematisierung des Verirrens bedeutet, so Scharfe, «im Keim schon die Lösung des Problems – nämlich Versuche, die nun ärgerlich gewordene Tatsache des Verirrens zu überwinden und abzuschaffen». Zur selben Zeit macht die Kartografie große Fortschritte, und es wird erstmals möglich, sich ohne die Hilfe Ortskundiger zurechtzufinden. Im neu entstehenden Bergtourismus hält sich der Brauch, einheimische Führer anzuheuern, noch bis zum Ende des Jahrhunderts, dann setzt sich auch hier das «führerlose Steigen» durch.

Kaum sind die Orientierungsprobleme der Fußreisenden bewältigt, da wird das Auto erfunden, und alles geht wieder von vorne los: «Die frühen Erfahrungsberichte der Automobilisten sind voll von zornigen oder hämischen Geschichten über nichtbezeichnete Straßen und falsche oder irreführende Auskünfte der Einheimischen – das alte Lied», schreibt Scharfe. Die frühen Autokarten sehen den alten stilisierten Straßenkarten noch recht ähnlich: Sie beschäftigen sich vor allem mit der Abfolge der Ortschaften an der Straße und den Entfernungen zwischen diesen Ortschaften, während der eigentliche Straßenverlauf und die Himmelsrichtungen fehlen. Noch in den 1920er Jahren empfiehlt man Autofahrern, einen Kompass mitzunehmen. Neue Mittel gegen das Verirren sind der Suchscheinwerfer und die Straßenbeleuchtung, die Fahrbahnmarkierungen, die Straßenhierarchie und ein neues Wegweisersystem. Die alten Wegweiser waren für Autofahrer wenig hilfreich, weil man sie erst entziffern konnte, wenn man unmittelbar davorstand. Neue Schilder mussten in größerem Abstand vor Kreuzungen aufgestellt werden, größer beschriftet werden und mehr als nur den nächsten Ort anzeigen.

Nicht alle Orientierungsprobleme des Autofahrens wurden

im 20. Jahrhundert zufriedenstellend gelöst: In vielen Städten Nordamerikas gibt es quer über der Fahrbahn angebrachte Schilder, die die nächste Querstraße ankündigen. In Deutschland fehlen solche Vorwegweiser, sodass Autofahrer den Namen einmündender Straßen erst lesen können, wenn es zum Abbiegen zu spät ist. Und die Wegweisung in Dörfern und Kleinstädten ist in Europa – speziell, aber nicht nur bei Umleitungen – oft immer noch nur für Einheimische nachvollziehbar, weil sie Ortskenntnis voraussetzt. Die alte Idee: «Wer hier wohnt, kennt den Weg, und ob irgendwelche fremden Leute ihn finden, kann uns egal sein», scheint in Europa immer noch stärker verbreitet zu sein als in Nordamerika, wo das Nicht-von-hier-Sein Tradition hat.

GPS hat auf einen Schlag die letzten verbleibenden Orientierungsprobleme des 20. Jahrhunderts gelöst. Zwar bringt die Satellitennavigation neue Probleme mit sich, die jetzt aber nicht mehr in die Zuständigkeit der Orientierungsfachleute fallen, sondern mit der allgemeinen Benutzbarkeit elektronischer Geräte zu tun haben. Die auffällige Begeisterung, mit der die Medien seit der Einführung der ersten GPS-Geräte über Reisende berichten, die sich trotz – oder noch besser: gerade wegen – ihrer Navigationshilfen verfahren, hat wahrscheinlich ältere Wurzeln. Jedenfalls findet sich derselbe Topos bereits in den Berichten und Karikaturen aus der Frühzeit des Wegweisers. Martin Scharfe findet es «keineswegs verwunderlich ... dass in den ersten Jahrzehnten des 19. Jahrhunderts, als sich Wegweiser gerade einigermaßen durchgesetzt haben, Geschichten ihres Versagens eine beachtliche Rolle spielen». In den von Scharfe zusammengetragenen Zeichnungen und Geschichten geht es um Wegzeiger mit unleserlichen, zerbrochenen, in die falsche Richtung weisenden oder heruntergefallenen Armen. «Vielleicht würde uns gezieltere Suche zeigen», vermutet Scharfe, «dass es noch viel mehr solcher Humorgeschichten vom Eigenleben der den Menschen äffenden modernen Kommunikationseinrichtungen gibt ...» Es sind das gleiche Misstrauen gegenüber neumodischen Orientierungshilfsmitteln und die gleiche Schadenfreude darüber, dass sich da jemand für besonders klug und gut ausgerüstet hält und dennoch scheitert, die sich in den neuen Varianten dieser alten Geschichten äußern.

«Wer sich auf die Technik verläßt, kann verlassen sein – auch an Weihnachten: Weil das satellitengesteuerte Navigationssystem seines Autos eine ‹Wissenslücke› hatte, ist ein 57-Jähriger samt Fahrzeug und Beifahrerin am ersten Weihnachtsfeiertag nahe Potsdam in die Havel gestürzt. Die zwei Pechvögel hatten Glück im Unglück: Sie blieben unverletzt. Offenbar hatte das Navigationssystem die Fähre in Caputh über die Havel nicht eingespeichert, so daß der 57-Jährige – in Erwartung einer Brücke – sein Auto mit hohem Tempo schnurstracks in den Fluß steuerte.» *(Associated Press, 1998)*

«Eine Cottbuser Autofahrerin hat auf einer Straße mit Wendeverbot kehrtgemacht und dafür ihrem Navigationsgerät die Schuld gegeben. Als zwei Polizeibeamte die Frau zur Rede stellten, gab sie zur Antwort: ‹Das Wenden hat mir soeben mein Navigationsgerät angesagt.› Der Polizeibericht vermerkte darauf am Freitag trocken: ‹Die Frau wurde belehrt, und dem Navigationsgerät wurde eine Strafe von 20 Euro ausgesprochen.›»

(Hannoversche Allgemeine, 18. Februar 2006)

«Eigentlich wollte das schwedische Ehepaar auf die malerische Urlaubsinsel Capri. Wegen eines Navi-Eingabefehlers landete es laut ‹BBC› jedoch nicht am Golf von Neapel, sondern in der von Touristen eher selten frequentierten norditalienischen Industriestadt Carpi. Der Umstand, dass Capri eine Insel ist und sie eigentlich hätten übersetzen müssen, war den Schweden nicht aufgefallen.»

(Spiegel Online, August 2009)

«Alsdorf (red). Nicht schlecht staunte die Besatzung eines Streifenwagens, als sie am späten Freitagabend in einem schlammigen Feldweg an der Broicher Straße ein menschenleeres Auto mit eingeschaltetem Navigationsgerät mit der Anzeige: ‹Ziel erreicht› fand. Kurze Zeit später kehrte die Fahrerin zurück und erklärte den Beamten, dass sie Essens-Bestellungen ausfährt und im Vertrauen auf die Technik das Ziel in ihr ‹Navi› eingegeben hatte, das sie dann in diesen Feldweg gelotst hatte, wo sie sich dann festfuhr.»

(SUPER Sonntag, Düren, ca. 2006)

«Robert Jones folgte an einem sonnigen Sonntagmorgen den Anweisungen seines Navis. Er dachte sich nichts dabei, als ihn das Gerät nahe des Dörfchens Gauxholme (Yorkshire) einen schmalen, steilen Pfad hinaufschickte. Seinen Fehler bemerkte Jones laut ‹Daily Telegraph› erst, als die Schnauze seines BMW und die Vorderräder bereits über ein steil abfallendes Kliff ragten. ‹Ich habe dem Navi vertraut›, sagte der Fahrer später, ‹es glaubt doch niemand, dass es einen über einen Abgrund führt.›»

(Spiegel Online, August 2009)

«Eigentlich hatte der Haschisch-Aficionado aus Michigan nichts zu befürchten – schließlich war er nach einem Besuch bei seinem Dealer bereits auf dem Weg nach Hause. Doch sein Navi machte ihm laut ‹Fox News› einen Strich durch die Rechnung. Der heimtückische Computer instruierte den Stoner, den St. Clair River zu überqueren. Auf der anderen Seite des Flusses beginnt kanadisches Staatsgebiet. Der Fahrer drehte um, fuhr zurück – und wurde bei der Einreise in die USA von amerikanischen Zöllnern gefilzt.»

(Spiegel Online, August 2009)

Urlaubsdenken

> Die Natur hat immer recht. Die Fehler machen immer nur wir. Und der große Fehler, den wir Extrembergsteiger machen, ist, den Unsinn überhaupt anzufangen.
>
> *Reinhold Messner*

Den Unsinn des Extrembergsteigens gar nicht erst anzufangen, bewahrt uns zwar vor vielen Fehlern im Umgang mit der Natur. Absolute Sicherheit bietet aber auch diese Strategie nicht. Das Verirren ist überall, auch dort, wo man es weder erwartet noch eingeladen hat. Und je weniger erwartet es kommt, umso größer ist der Schaden, den es anrichten kann. Die folgende Geschichte ging im Spätherbst 2006 durch die amerikanischen Medien. Sie nimmt, das sei vorweg gesagt, kein gutes Ende.

Der Journalist James Kim ist mit seiner Frau Katie und zwei kleinen Töchtern auf dem Nachhauseweg aus dem Thanksgiving-Urlaub. Auf dem Weg von Seattle nach San Francisco verpassen die beiden ihre Ausfahrt von der Interstate 5 auf die Oregon Route 42. Die Interstate 5 verläuft im Inland parallel zur Küste, die Route 42 führt nach Westen an die Pazifikküste, wo die Kims eine Übernachtung in Gold Beach gebucht haben. Anstatt zur richtigen Ausfahrt zurückzukehren, finden die beiden auf ihrer Straßenkarte von Oregon etwas weiter südlich eine Alternative, die sogar kürzer ist als die ursprünglich geplante Route. Die neue Straße führt an der «Wild Rogue Wilderness» entlang, einer Gegend, die auf Deutsch etwa «Wilde wilde Wildnis» heißen würde, ein Name, der einem zu denken geben kann, wenn man nicht gerade in einem geheizten Auto sitzt. Es ist der 25. November 2006, ein Samstag.

Die Kims sind daran gewöhnt, sich in Umgebungen zu bewegen, in denen diverse Sicherheitsnetze den Menschen vor den Folgen seiner eigenen Fehler schützen. Menschen sind unaufmerksame Geschöpfe, und es wäre kaum möglich, die Anforderungen der zivilisierten Welt zu bewältigen, wenn wir uns nicht gleichzeitig in einer Art Kleinkindabteil mit gepolsterten Kanten bewegten. Ein Großteil der nötigen Planung läuft automatisch ab, und unsere geschützte Umgebung ermöglicht es uns, unsere Aufmerksamkeit auf anderes als das unmittelbare Überleben zu richten. Im Urlaub kann die Aufmerksamkeit für die Umwelt noch weiter nachlassen. Laurence Gonzales, der Autor von «Deep Survival», nennt diese Geisteshaltung «vacation state of mind», Urlaubsdenken. Die Kims kommen von einem vertrauten Ort und fahren an einen vertrauten Ort. Sie haben sich in der Lodge, in der sie übernachten wollten, bereits angemeldet und wollen sich nicht vom einmal gefassten Plan verabschieden.

Urlaubsdenken steckt hinter dem Verhalten der Touristen, die man auf Videoaufnahmen des Tsunamis von 2004 neugierig auf die Flutwelle zugehen sieht. Urlaubsdenken ist es, wenn Besucher amerikanischer Nationalparks ihren Kindern Essen in die Hand geben, das sie dem niedlichen Bären reichen sollen. Und trotz des Namens funktioniert Urlaubsdenken auch am Arbeitsplatz – zum Beispiel dann, wenn man im Südturm des World Trade Centers arbeitet, der Nordturm brennt und man sich der Aufforderung des Unternehmens folgend zurück an den Schreibtisch setzt, anstatt das Gebäude zu verlassen. Je vertrauter die Umgebung, desto näher liegt der Gedanke: «Was soll schon passieren?»

Die einspurige Straße, für die sich die Kims entschieden haben, heißt «Bear Camp Road» und wird von Einheimischen auch im Sommer nur selten benutzt, weil sie steil und kurvig ist, häufig von Erdrutschen heimgesucht und im Winter nicht geräumt wird. Sie ist etwa 60 Kilometer lang, und anders als die verpasste Route 42, die überwiegend Flusstälern folgt, führt die Bear Camp Road mitten durch die Berge. Nach den ersten Kilometern geht es bergauf; an dieser Stelle steht ein Schild, das auf eine mögliche Unbefahrbarkeit der Straße aufgrund von Schneeverwehungen hinweist. Es ist das einzige der insgesamt drei Warnschilder an der Strecke, das die Kims bemerken, und gleichzeitig der erste Hinweis darauf, dass die Straße nicht so stark befahren ist, wie sie angenommen haben. Als sie das Schild passieren, beginnt es zu schneien.

Eins der Probleme der Kims besteht darin, dass sie sich an ihrer Vorstellung von der Welt orientieren statt an dem, was um sie herum tatsächlich zu erkennen ist. Katie Kim hat in Eugene studiert, etwa 200 Kilometer weiter nördlich, und ist von dort einmal auf einer gut ausgebauten Straße durch nicht allzu bergiges Gelände nach Florence an der Küste von Oregon gefahren. Später wird sie erklären, sie habe sich die Strecke vom Highway nach Gold Beach so ähnlich vorgestellt. Obwohl den beiden auf der Bear Camp Road kein einziges Auto begegnet, nehmen sie an, dass es sich um eine normal frequentierte Straße handelt, und ein Schneepflug, den sie in der letzten Ortschaft am Straßenrand gesehen haben, suggeriert ihnen, dass die Straße regelmäßig geräumt wird.

Auch das ist Urlaubsdenken: Katie Kim überträgt ein Verhaltensmuster aus einer bekannten Situation auf eine unbekannte Gegend, die der ihr bekannten ähnelt. Normalerweise ist gegen diese Strategie wenig einzuwenden. Wenn wir nicht Erfahrungen von einer Situation auf eine andere übertragen könnten, wäre unser Leben noch viel komplizierter, als es ohnehin schon ist. Aber beim Erforschen fremder Gegenden durch Experimentieren und Umherirren hilft es, die Umgebung nicht für einen vom TÜV zertifizierten Kinderspielplatz zu halten.

Angesichts der Dunkelheit und der schmalen Straße ist den Kims ein Wendemanöver zu riskant. Das gibt jedenfalls Katie Kim später zu Protokoll. Vielleicht wollen die beiden auch ungern ihr Scheitern eingestehen und sich von ihrem Plan verabschieden – eine ganz normale Reaktion. Schließlich gehen sie davon aus, dass die Straße gleich wieder bergab zur Küste führen wird. Zu diesem Zeitpunkt haben sie eine Höhe von etwa 1000 Metern erreicht; die Straße führt von dort aus noch etwa zehn Kilometer lang durch die Berge und wird erst bei 1500 Metern ihren höchsten Punkt erreichen. Die Karte der Kims enthält, wie bei Straßenkarten üblich, keine Höhenlinien.

Einen Hinweis allerdings hätte man auch der detailarmen Karte der Kims entnehmen können: Wenn es zwei Straßen gibt, die in relativ kurzem Abstand vom Highway zur Küste führen, und die längere dieser beiden Straßen besser ausgebaut ist als die kürzere, dann hat sich normalerweise jemand etwas dabei gedacht. Natürlich ist es denkbar, dass für den Ausbau der kürzeren Straße das Geld fehlt, weil sie in einer ärmeren Gemeinde liegt, dass der Ausbau der längeren Straße durch Korruption oder Vetternwirtschaft zustande gekommen ist oder dass die längere Straße einen wichtigen Ort berührt. Wahrscheinlicher ist aber, dass es gute topografische Gründe für die Straßenbauentscheidung gibt. Die Route 42 verläuft auf ganzer Länge ohne große Steigungen parallel zum Coquille River und anderen Flüssen. (Wir entnehmen diese Information auf bequeme Weise der «Terrain»-Ansicht von Google Maps, einer Ansicht, die den Kims viel Unglück erspart hätte.) Flüsse nehmen nicht immer den kürzesten, aber auf jeden Fall den Weg, der nicht über verschneite Gebirgspässe führt.

Als sich die Straße gabelt und noch steiler wird, öffnet James

Kim die Fahrertür, um überhaupt etwas zu sehen, und fährt vorsichtig rückwärts zur letzten Abzweigung zurück. Dort bleibt er stehen und versucht gemeinsam mit seiner Frau die Notrufnummer 911 zu erreichen. Keines ihrer drei Handys hat Empfang. Es ist halb elf Uhr abends. Da es jetzt stärker schneit, entschließen sich die Kims, die weniger steile Straße zu nehmen, in der Hoffnung, so wieder unter die Schneegrenze zu gelangen. Die Straße führt tatsächlich leicht bergab, wird aber immer schmaler. Kurz nach der Abzweigung endet der Straßenbelag. Etwa 25 Kilometer weiter, gegen zwei Uhr morgens, haben die Kims die Orientierung verloren, und ihr Benzin geht zur Neige. Sie parken das Auto an einer T-Kreuzung. Am nächsten Morgen regnet es. Weil der Rückweg schwer zu finden wäre und außerdem bergauf führt, zurück durch den Schnee, beschließen die Kims, weiter auf den Schneepflug zu warten, der in der Ferne zu hören ist. Später stellt sich heraus, dass das Geräusch in Wirklichkeit von einem Fluss herrührt.

In der Nacht zum Montag schneit es weiter. Die Temperaturen liegen zwischen null und zehn Grad. Die Kims hupen regelmäßig und lassen hin und wieder den Motor laufen, um das Auto zu beheizen. Katie Kim stillt ihre beiden sieben Monate und vier Jahre alten Töchter. Die Lebensmittelvorräte werden rationiert. Erst am vierten Tag fällt den Kims der kleine Hinweis in der Ecke ihrer Karte auf: «Nicht alle Straßen empfehlenswert. Wetterbericht beachten.» Am Donnerstag geht das Benzin zu Ende. Auf dem Feuer, das James Kim jeden Tag entzündet, verbrennen sie zunächst das Reserverad und am Freitag die übrigen Reifen, in der Hoffnung, durch den Rauch auf sich aufmerksam zu machen.

Nachdem James Kim bis Donnerstag weder zur Arbeit erschienen ist noch ans Telefon geht, melden seine Kollegen ihn als vermisst, und die Suche nach der Familie beginnt. Die Polizei, Suchteams, über 80 Freiwillige, die Oregon Army National Guard und mehrere von James Kims Vater angeheuerte Hubschrauberpiloten suchen mehrere Tage lang entlang des Highway 38, der als wahrscheinlichste Route gilt. Er liegt über 100 Kilometer nördlich der Bear Camp Road. Am Samstag, dem 2. Dezember, bricht James Kim frühmorgens auf, um Hilfe zu holen. Der letzte Ort, den sie auf dem Hinweg passiert haben, hieß Galice, und diesen Ort vermuten die beiden nach Studium der Karte in etwa sechs Kilometer Entfernung. Kim verspricht, noch am selben Tag zurückzukehren, wenn seine Suche erfolglos bleiben sollte. Tatsächlich beträgt die Entfernung nach Galice nicht sechs Kilometer, sondern knapp 25. Am selben Tag beginnen zwei Freiwillige mit der Auswertung der Handynetzdaten. Anhand einer kurzen Verbindung, bei der die Kims zwei SMS-Nachrichten abgerufen haben, lässt sich das Suchgebiet genauer eingrenzen. Die Bear Camp Road gerät erstmals ins Visier der Suchmannschaften. Am Montag, dem 4. Dezember, findet ein ortskundiger Hubschrauberpilot die Autospuren im Schnee der Forststraße und entdeckt Katie Kim mit ihren Töchtern. Ein zweiter Hubschrauber bringt die drei ins nächste Krankenhaus.

Es wäre falsch, die Gegend zu beschuldigen. Das Gebiet, in dem sich James Kim mit seiner Familie verirrt, ist nicht gefährlicher als andere Landschaften in Nordamerika. Und auch die fehlenden Kenntnisse der Kims sind für sich genommen nicht fatal. Das belegt der Fall der Familie Stiver aus Ashland, Oregon, der es im März 2006 ähnlich ergangen war wie den Kims: Eltern, zwei Kinder, Großeltern, Hund und Katze blieben mit dem Wohnmobil auf einem Forstweg in der Nähe der Bear Camp Road im Schnee stecken. Die Stivers warteten zwei Wochen, und als sie aus dem Fernsehen erfuhren, dass die Suche nach ihnen eingestellt wurde, brachen beide Eltern auf, um Hilfe zu holen, was ihnen auch gelang. Im Unterschied zu den Kims waren die Stivers mit ausreichend Benzin, Propan und Trockennahrung versorgt. Die Lebensmittel waren noch aus dem Jahr 1999 an Bord und ursprünglich für den Fall einer Y2K-Katastrophe angeschafft worden. Fehlende Kenntnisse lassen sich durch vorhandene Ausrüstung teilweise kompensieren und umgekehrt.

James Kim wird erst am Mittwoch, dem 6. Dezember, gefunden. Er hat etwa 26 Kilometer zurückgelegt, davon die ersten zwei Drittel auf der Straße. Dann kreuzen sich seine Spuren mit denen eines Bären. Kim verlässt die Straße, der Bär folgt ihm. Am Ende der Spur, die bergab durch unwegsames Gelände in ein Flusstal führt, findet man James Kim vollständig bekleidet im knietiefen Wasser des Big Windy Creek. Knapp zwei Kilometer weiter wäre er auf eine zwar geschlossene, aber mit Lebensmitteln ausgestattete Lodge gestoßen. Die Autopsie ergibt, dass er etwa zwei Tage nach dem Verlassen seines Autos an Unterkühlung gestorben ist.

James Kim wurde 35 Jahre alt. Für seinen Arbeitgeber, das Technikmagazin CNET, hatte er über ein Dutzend GPS-Geräte rezensiert. Selbst besaß er keines.

Risikomanagement

Die Frage ist daher, wie man sich am besten verirrt. Wer sich nie verirrt, lebt nicht, wer das Verirren nicht beherrscht, stürzt sich ins Verderben, und irgendwo in dem unbekannten Gelände dazwischen liegt ein Leben voller Entdeckungen.

Rebecca Solnit: «How to Get Lost»

Macht nur einen Plan, er wird zunichte. Ob es nun an einer heimlichen Schadenfreude der Natur liegt oder an der schusseligen Art des Menschen: Die besten Pläne scheitern, das Wetter schlägt dann um, wenn man es am wenigsten gebrauchen kann, und wenn das Handy nicht zu Hause liegt, ist sein Akku leer. Einerseits gilt es den Verlockungen der Outdoor-Branche zu widerstehen, will man nicht auf jedem Hundespaziergang 15 Kilogramm Ausrüstung und einen Biwaksack mitführen, nur so für alle Fälle. Andererseits müssen Freunde des Verirrens grundsätzlich auf alles gefasst sein, wenn sie ihrer Freizeitbeschäftigung ungestört nachgehen wollen.

Bei den Ethnologen David H. Lewis und Mimi George findet sich ein Beispiel dafür, wie Verirren auch unter widrigsten Bedingungen folgenlos bleiben kann: «Um 1984 herum gab es eine alte, taube und fast blinde Frau in den Yarangas (Zelte der Tschuktschen) der 6. Brigade. An einem Wintermorgen ging sie im Schneesturm hinaus, um in gebührendem Abstand zur Yaranga einen Nachttopf auszuleeren. Wegen des Wetters war sie vollständig in doppelte Fellkleidung gehüllt (ein Untergewand mit dem Fell auf der Innenseite, eine äußere Schicht mit dem Fell nach außen, Fellsocken und Fellstiefel, Pelzhandschuhe und Pelzmütze). Als sie den Nachttopf ausgeleert hatte, machte sie sich auf den Rückweg, fand aber im Schneesturm ihre Yaranga nicht wieder. Sie war hilflos und blieb unauffindbar. Zwei Tage lang lief sie so herum, bis der Sturm nachließ. Dann kam die alte Frau – den Nachttopf immer noch in der Hand – zurück in die Yaranga, als sei nichts gewesen.»

«Auf alles vorbereitet sein» ist eine einfache Faustregel für Verirrenstätigkeiten, die kaum zusätzlichen Aufwand verursacht. Wer sich verirrt oder jedenfalls grundsätzlich dazu bereit ist, der begibt sich zwangsläufig in unüberschaubare und unvorhersehbare Situationen. Fortgeschrittene werden entsprechend Eventualitäten prüfen und dann versuchen, alles einzukalkulieren. Sie neigen dazu, sich bis zu den Zähnen mit Ausrüstung einzudecken, um sich abzusichern. Ihr Eifer ernährt die Outdoorbranche. Im Abschnitt «Die Unverirrten» wird es um die Grenzen dieses Konzepts gehen. Vorbereitetsein besteht aber nur zum Teil daraus, dass man doppelte Fellkleidung anlegt, wenn man den Nachttopf ausleeren geht, oder – um ein praktischeres Beispiel zu wählen – nicht aus Tragefaulheit wichtige Teile des Gepäcks unterwegs zurücklässt, weil man sowieso auf demselben Weg zurückzukommen plant. Vor allem bedeutet Vorbereitung den Abschied vom Gedanken, gerade jetzt könne ja wohl gar nichts passieren. Es gibt keine Momente, in denen nichts schiefgehen kann, beziehungsweise es sind gerade diese Momente, in denen Menschen besonders gern die falsche Richtung einschlagen.

Wie Nachttopfgeschichten bei schlechterer Vorbereitung ausgehen können, schildert der britische Journalist Toby Young in seinem autobiografischen Buch «The Sound of No Hands Clapping». Young beschließt kurz nach der Geburt seines ersten Kindes anlässlich seines vierzigsten Geburtstags und eines neuentstandenen Bierbauchs, privat den «SAS Selection Course» nachzuspielen, ein Auswahlverfahren der britischen

Special Forces. Er lässt sich von seinem Nachbarn Harry, einem Mitglied dieser Special Forces, die Grundlagen erläutern (nur Zivilisten benutzen Zelte, Norden ist oben, die 3-V-Regel lautet: «Vorbereitung, Vorbereitung, Vorbereitung») und zieht in die Berge von Wales, wo er seinen Schlafsack ausbreitet. Es schneit heftig. Gegen Mitternacht verspürt der Autor Harndrang.

«Ich entwand mich vorsichtig meinem Schlafsack und zog meine Stiefel an. Es war stockdunkel, und ich musste ein paar Meter zur Seite gehen, um nicht versehentlich auf den Infanterierucksack mit meiner Ausrüstung zu pinkeln. Ich trug ein norwegisches Armeehemd, machte mir aber nicht die Mühe, meine Hosen anzuziehen oder eine Taschenlampe mitzunehmen. Ich hatte vor, wenige Sekunden nachdem ich dem Ruf der Natur gefolgt war, wieder in meiner ‹grünen Raupe› zu stecken. *Komisch*, dachte ich einige Minuten später. *Ich hätte schwören können, dass es genau hier war.* Ich war ganz bestimmt denselben Weg zurückgegangen, aber bizarrerweise blieb mein Lagerplatz unauffindbar. Wo war er hingeraten?

Es wird niemanden überraschen, dass dieser Fall in *How to Pass the SAS Selection Course* nicht erwähnt wird. Ich musste also improvisieren. Ich ließ mich auf alle viere nieder und fing an, meine Umgebung methodisch abzusuchen, indem ich mit einem Arm vor mir hertastete wie eine Ameise mit ihren Fühlern. Nichts. Zehn Minuten später dämmerte mir allmählich der Ernst der Lage. Hier stand ich mitten in einer Einöde, bei Temperaturen unter dem Gefrierpunkt, ohne Taschenlampe und Schlafsack und in kurzen Unterhosen. *Mr. Bean geht zelten* war nichts dagegen. Ich musste an einen der abwegigeren Ratschläge denken, die Harry mir gegeben hatte.

‹Wenn alles schiefgeht, versuch, nicht in Panik zu geraten.›

‹Auf keinen Fall›, sagte ich. ‹Das kann tödlich sein, oder?›

‹Nein, ich meine, wenn du sterben musst, stirb in Ruhe. In Panik sterben, das ist das Schlimmste überhaupt.›

Aha. Alles klar.

Dabei hatte Harry mir einen ganz vernünftig klingenden Rat gegeben, als das Gespräch auf die Möglichkeit gekommen war, dass ich mich verirren könnte. ‹Du folgst einem Bach zu einem Fluss, dem Fluss zu einer Brücke, der Brücke zu einer Straße, und da hältst du dir ein Auto an.› Ich hatte mein Zelt am Fuße eines Berges namens Corn Du aufgeschlagen, und ich konnte tatsächlich einen Bach hören, wenn ich mir Mühe gab. Aber ich entschied mich gegen eine Suche nach den Nilquellen. Im Wissen, wie wechselhaft das Wetter in den Brecon Beacons ist, fand ich es am aussichtsreichsten, sitzen zu bleiben, wo ich war, in der Hoffnung, dass es aufklaren und im Mondlicht mein Zelt zum Vorschein kommen würde. Mein norwegisches Armeehemd war eine Leihgabe des über 1,90 großen Harry. Es war so groß, dass ich komplett darunterschlüpfen konnte, wenn ich mich hinhockte. Ich kam zu dem Schluss, dass wahrscheinlich alles noch einmal gutgehen würde, wenn der Schneesturm innerhalb der nächsten Stunde oder so nachließ. Das Problem war nur, dass der Schneesturm keine Anstalten dazu machte. Meine erste Reaktion auf die Erkenntnis, dass ich eventuell sterben musste, war Wut. *Wie konnte man so verdammt blöd sein?* Und nicht nur das, die ganze Welt würde erfahren, was ich für ein Idiot gewesen war. Man brauchte kein Sherlock Holmes zu sein, um herauszufinden, wie es mit mir zu Ende gegangen war. Die Nachrufautoren würden sich auf mich stürzen. Mein Gott, ich war vermutlich ein Kandidat für den Darwin Award, der an Menschen verliehen wird, die sich um den Genpool der Menschheit verdient machen, indem sie sich auf besonders dämliche Weise daraus verabschieden. Die arme Caroline würde es mit einer Kirche voller Trauergäste zu tun haben, die hinter vorgehaltenen Liturgiezetteln kicherten. Beim Gedanken an Caroline packten mich sofort Schuldgefühle. *Was hatte ich mir dabei gedacht, zu so einem Unterfangen aufzubrechen, wo ich doch ein zwölf Wochen altes Baby zu Hause hatte?* Jetzt würde Caroline Sasha allein großziehen müssen – wobei meine fehlende Lebensversicherung sicher keine Hilfe war. Und was sollte aus der armen kleinen Sasha werden? Wie würde es ihr in der Welt ergehen, so ganz ohne Vater, der ihr den Weg weisen konnte? (Angesichts der galaktischen Blödheit ihres Vaters vermutlich sehr viel besser als in seiner Anwesenheit.) Man könnte annehmen, das Baby in meinem Leben sei ein Quell des Trostes gewesen, als ich dem Tod ins Auge sah. Schließlich würde meine DNA weiterleben, auch wenn ich in der nächsten Stunde das Zeitliche segnen musste. Wer ein Kind hat, betrügt quasi den Tod um seinen Sieg. Aber um Woody Allen zu paraphrasieren: Ich wollte nicht durch meine Kinder unsterblich werden. Ich wollte unsterblich werden, indem ich nicht starb. Zum zweiten Mal in diesem Jahr begann ich zu beten. *Bitte, lieber Gott. Lass mich nicht hier draußen sterben. Ich weiß, letztes Mal habe ich mein Versprechen nicht gehalten, ein besserer Mensch zu werden, aber diesmal bestimmt. Ehrlich, ganz, ganz bestimmt …* Plötzlich erklang die Titelmelodie von *Im Geheimdienst Ihrer Majestät.* Ein Zeichen? Nein, es war mein Handy, das klingelte. Leider lag es ganz unten in meinem Rucksack, wo ich es nicht sehen konnte – aber wenigstens konnte ich mich am Geräusch orientieren. Ich stürzte in die ungefähre Richtung, voll Angst, dass das Klingeln zu früh wieder verstummen könnte. Nach einigem Herumstolpern gelang es mir, meinen Rucksack ausfindig zu machen, und gleich daneben lag mein Schlafsack. Ich war gerettet. Ich wickelte mich in die ‹grüne Raupe› und kippte den Rucksack aus. Sein Inhalt verteilte sich über meinen Lagerplatz. Das Handy fiel mir vor die Füße.

‹Du hast mir gerade das Leben gerettet›, sagte ich.

Pause.

‹Ist das nicht ein bisschen melodramatisch?›

Caroline war am Telefon. Sie hatte gerade Sasha ihr Elf-Uhr-Fläschchen gegeben und angerufen, weil sie wissen wollte, wie es mir bisher ergangen war. Ich berichtete, und dann lachten wir beide hysterisch. Ich habe sie niemals mehr geliebt als in diesem Moment.

‹Komm nach Hause, Hase›, sagte sie. ‹Ich glaube, ihr seid nicht füreinander gemacht, die Special Forces und du.›»

Toby Young verdankt seine Rettung – vorausgesetzt, die Geschichte hat sich tatsächlich so abgespielt, bei Journalisten weiß man ja nie – nur nebenbei seiner Frau. In erster Linie hat er sich selbst gerettet, und zwar durch seine Fähigkeit, im richtigen Moment still sitzen zu bleiben. Diese segensreiche Passivität wiederum hat mit Youngs eingestandener Ahnungslosigkeit zu tun. Ein Mensch, der fest an seine eigenen Kompetenzen glaubt, hätte vermutlich energischer nach dem Rückweg gesucht und sich dabei immer weiter von Schlafsack und Handy entfernt.

In der Risikoforschung gibt es den Begriff der Risikohomöostase. Diese Hypothese besagt, dass wir alle unser eigenes akzeptables Risikolevel haben, das wir einzuhalten versuchen. Wenn es anfängt zu schneien, fahren die meisten langsamer, um das Risiko auf dem gleichen Stand zu halten. So weit, so naheliegend. Das Interessante an der Risikohomöostase aber ist, dass sie auch umgekehrt funktioniert: Sobald sich ein bestimmtes Risiko verringert, gleichen wir diesen Sicherheitszuwachs durch riskanteres Verhalten wieder aus. Der Begründer dieser These, der Psychologe Gerald J.S. Wilde, vertritt die Ansicht, dass Sicherheitsfortschritte bei Autos – also etwa Sicherheitsgurte, Airbags oder Antiblockiersysteme – sich kaum auf die Unfallhäufigkeit auswirken und sich die Gefahren dadurch lediglich verschieben. Es sind Überlegungen dieser Art, die dem im Kapitel *Schottland als Biotop* beschriebenen schottischen Berg-Bewirtschaftungsstil zugrunde liegen. Wenn man die Berge mit mehr Wegen, Wegweisern und Hütten versieht, so argumentieren die schottischen Zuständigen, sinkt die Zahl der Bergrettungseinsätze nicht, sondern bleibt im günstigsten Fall gleich. Wahrscheinlicher ist aber, dass sie steigt, denn Bergwandernde gehen größere Risiken ein, wenn sie sich in einer abgesicherten Umgebung glauben. Hinzu kommt, dass sich jetzt mehr Menschen in die Highlands begeben, denen das bisher zu gefährlich gewesen wäre.

Die Höhe des akzeptierten Risikos hängt von mehreren Faktoren ab, unter anderem davon, ob das Risiko aus einer freiwilligen Tätigkeit entsteht. In der Risikoforschung schätzt man, dass Menschen bereit sind, bei freiwilligen Beschäftigungen wie Skifahren, Klettern oder Bergsteigen ein etwa tausendmal höheres Risiko zu akzeptieren als in Situationen, auf die sie keinen Einfluss haben – etwa wenn es um Naturkatastrophen oder Flugzeugabstürze geht. Ein zweiter Faktor ist die wahrgenommene Beherrschbarkeit des Risikos. Wer sich kompetenter fühlt, ist auch bereit, größere Risiken in Kauf zu nehmen. Für uns bedeutet das: Menschen, die mehr Erfahrungen mit dem Verirren gesammelt haben und sich den Situationen, in die sie sich begeben, besser gewachsen fühlen, leben deshalb nicht unbedingt sicherer. Vielleicht verlegen sie ihre Verirrensgründe von bevölkerten Innenstädten in dünnbesiedelte Gegenden und von dort eines Tages in menschenleere Wildnisse. Vielleicht kaufen sie sich auch Seile, um in risikoreicheren Gegenden umherirren zu können, und Steigeisen, um das auch im Winter zu tun.

Die Frage, welche Risiken man einzugehen bereit ist, muss also getrennt von der Frage nach Vorkenntnissen und Ausrüstung betrachtet werden. Ausrüstung ist käuflich, und Erfahrungen stellen sich nach genügend ahnungslosem Herumtaumeln von selbst ein. Aber wer im Umgang mit Risiken

Fortschritte machen will, bleibt auf die alte Kulturtechnik des Nachdenkens angewiesen. Nachdenken heißt hier vor allem Reflektieren, Bewusstmachen und Analyse von Erfahrungen. Reinhold Messner dazu: «Ich ordne meinen Weg auch den Gefahren so zu, dass ich ihnen ausweiche. In der Wildnis unterwegs zu sein heißt, sich mit Schwierigkeiten zu konfrontieren. Ich suche ja förmlich die Schwierigkeiten, wenn ich neue Routen gehe. Und diese Schwierigkeiten müssen aber maximal bis zu meiner Kletterfähigkeit gehen. Nicht höher, sonst komm ich nicht weiter. Das zuzuordnen ist eine Kunst. Ich muss auch heute meine Kletterfähigkeit zuordnen und sagen: Das kann ich nicht klettern, also darf ich da nicht hingehen, da muss ich weiter links oder rechts gehen. Ich suche also Schwierigkeiten, aber nur solche Schwierigkeiten, die ich auch überwinden kann.»

Erfahrungen alleine nützen nichts. Wer denselben Fehler zehnmal macht, ohne etwas daraus zu lernen, lebt nicht sicherer als eine Person, die den Fehler noch nie gemacht hat. Tatsächlich ist man schlechter dran, weil «ja bisher alles gutgegangen ist» und man dazu neigt, das Problem als harmlos abzutun. Ein häufig zitiertes Beispiel für die Folgen eines solchen Umgangs mit Fehlern ist das Challenger-Unglück: Dass die Dichtungsringe der Feststoffraketen durch zu niedrige Temperaturen beschädigt wurden, war lange bekannt, aber da das Problem bei mehreren Starts folgenlos geblieben war, gewöhnte man sich an den Zustand und hielt den Defekt für vernachlässigbar. Es zahlt sich aus, Erfahrungen nicht nur zu machen, sondern auch zu hinterfragen.

Selbst die beste Vorbereitung führt nicht automatisch dazu, dass man seinem Verirrhobby ungestört und mit trockenen Füßen nachgehen kann. Das Risiko bleibt und steckt seinen Kopf wie ein Maulwurf dann eben aus einem anderen Loch. Andererseits lebt man als ahnungslos durch die Natur irrender Mensch eben auch nicht automatisch besonders riskant. Die Daseinszustände Unerfahrene, Fortgeschrittene und Erfahrene beschreiben keine Entwicklung vom Schlechteren hin zum Besseren. Verirren ist für alle da.

C: Die Unverirrten

Folgen Sie dem unsichtbaren Pfeil

Erfahrene irren nie

Konstantin Passig: «Sind wir gleich da?»
Gertrud Passig: «Beim Wandern ist man eigentlich nie gleich da, wenn man nicht weiß, wo man hinwill.»

Endlich angekommen im Land der Erfahrenen. Wie mag es wohl aussehen? Vielleicht gibt es dort weniger Himmelsrichtungen, sodass es größere Anstrengungen erfordert, sich zu verirren? Womöglich reduziert sich die Anzahl der Dimensionen im Raum von drei auf zwei? Sind Erfahrene Wesen, denen es gelingt, sich sogar in zweidimensionalen Flächen zu verirren? Oder reduziert sich die Komplexität der Welt – nur noch rechte Winkel, nur noch gerade Wege? Vielleicht ist das Land der Erfahrenen auch so winzig, dass es extrem schwer ist, sich *nicht* zu merken, wo man sich befindet? Am Ende sind es die Verirrensfachleute, die nie das Haus verlassen und ihr gesamtes Leben in ihrer Zweizimmerwohnung verbringen. Wer sich dort verirren kann, muss wahrhaft kompetent sein.

Diese Betrachtungen halten jedoch keiner näheren Überprüfung stand. Es geht wohl nicht darum, sich wirklich überall und unter allen Umständen verirren zu können. Das Verirren selbst ist so einfach, dass man kaum ein ganzes Leben damit zubringen muss, es zu üben. Ein Nachmittag mit gutem Wetter reicht dafür vollkommen aus. Die Verirrung und ihre Ursache zu erkennen und aus ihr wieder herauszufinden, dauert schon wesentlich länger und verlangt Fähigkeiten, die Fortgeschrittene von Neulingen unterscheiden. Und das dritte Entwicklungsstadium?

Vielleicht ist es hilfreich, eine Analogie zu suchen, ein Feld, mit dessen Erlernung sich viele schon einmal befasst haben. Mathematik zum Beispiel. Am Anfang lernt man erst die Zahlen und danach mühsam die Grundrechenarten, Addieren, Subtrahieren, Multiplizieren und so weiter. Damit bringt man insgesamt fast die Hälfte der Schulzeit zu. Danach versteht man von Mathematik zwar noch gar nichts, aber das Fundament ist gelegt. So ähnlich geht es Menschen, die gerade gelernt haben, sich zu verirren, zum Beispiel mit Hilfe der ersten Kapitel in diesem Buch.

Den Rest der Schulzeit befasst man sich mit sogenannter höherer Mathematik: Potenzen, Winkelfunktionen, Logarithmen und all den anderen Tasten mit unverständlichen Symbolen auf dem Taschenrechner. Noch ein wenig später kommen eventuell Dinge wie Integrieren, Differenzieren und Vektorrechnung hinzu. Anschließend verlässt man die Schule und vergisst alles wieder. Obwohl man zu diesem Zeitpunkt die wichtigen Techniken alle beherrscht, jedenfalls im Idealfall, würde man von niemandem Mathematikerin oder Mathematiker genannt. Deprimierend: Alle diese komplizierten Verfahren können Computer ohnehin viel besser. Die Analogie zum Verirren ist bestechend. Man verbringt Jahre damit, all die schwierigen Techniken zu lernen, die es einem erlauben, sich in praktisch jeder Gegend zu verirren und dabei nicht umzukommen. Nur, um am Ende feststellen zu müssen, dass noch die ahnungsloseste Person mit einem GPS-fähigen Gerät dasselbe kann.

Eine 19-jährige Abiturientin kommt hoffnungsfroh an die Universität, um Expertin für Mathematik zu werden. In den ersten Vorlesungen wird ihr beigebracht, dass ihre Vorstellung von Zahlen und Rechenarten eine grobe Vereinfachung ist, schlimmer noch, ein Vorurteil. Eins und eins ergibt nur unter bestimmten Umständen zwei. Die normalen Zahlen sind nur ein winziger Teil der möglichen Zahlen. Und überhaupt sind Rechenverfahren für ein Verständnis der mathematischen Welt irrelevant. Eine Schwelle wird überschritten. Die Studentin fängt wieder bei null an, diesmal aber dafür richtig. Sie lernt das Allgemeine zuerst und leitet das Spezielle daraus ab. Sie lernt, wie weit sie ihrem Wissen trauen darf und wo es zu Ende ist. Sie verschafft sich einen abstrakten Überbau für ihr mathematisches Weltverständnis. Sie verfügt über Meta-Wissen – die Fähigkeit, die Qualität ihres Wissens einzuschätzen. Für die Wissenschaftlerin ist eine Information wertlos, wenn sie nicht zusätzlich weiß, wie sicher oder unsicher diese Information ist und wo sie herkommt. Derartiges Meta-Wissen ist auch kennzeichnend für die Verirrexpertin. Sie weiß die Warnsignale der Umgebung zu deuten, sie merkt, wenn die Orientierung abhandenkommt, und sie weiß, auf welche Informationen in der Natur sie sich verlassen kann und auf welche eher nicht so. Sie kann einschätzen, welche Fehler das Gehirn beim Wegfinden wahrscheinlich machen wird. Sie weiß, dass sie im Nebel nicht geradeaus läuft, obwohl es ihr so vorkommt, sondern in einem großen Bogen nach rechts.

Mathematiker schreiben den ganzen Tag lang große Tafeln mit Formeln voll, und doch rechnen sie nicht. Professionell Verirrte machen es genauso. Oberflächlich betrachtet irren sie ihr ganzes Leben nur durch die Gegend. In Wirklichkeit jedoch sind sie nie verirrt. Sie mögen nicht immer wissen, wo sie sich befinden, aber sich deshalb gleich als verirrt zu bezeichnen, das käme ihnen nicht in den Sinn.

Tom Brown ist so ein Verirrprofi. Er wächst in den 1950er Jahren in einer Siedlung am Rande der «Pine Barrens» auf, einer Wildnis im Süden New Jerseys. Die Pine Barrens sind auch heute noch eine weitgehend unberührte Landschaft, obwohl sie sich direkt zwischen der Millionenstadt Philadelphia und der dichtbesiedelten Atlantikküste befinden. Es ist eine dieser wilden Gegenden in Amerika, um die die Zivilisation einen Bogen gemacht hat. Abgesehen von dem Teil der Zivilisation, der Tom Brown heißt.

Alle folgenden Informationen über das Leben von Tom Brown müssen mit Vorsicht betrachtet werden, weil sie zum Großteil nur aus Browns Erzählungen bekannt und viele Angaben zweifelhaft sind. Wirklich sicher weiß man über sein Leben nur zwei Fakten. Erstens: Als Kind verschwindet er regelmäßig in den Pine Barrens, bleibt oft mehrere Tage weg, kommt jedoch immer unbeschadet zurück. Und zweitens: Heute ist er einer der wenigen Menschen auf dem Planeten, die vorwiegend davon leben, Menschen und Tiere anhand ihrer Spuren in der Wildnis zu finden. Zudem leitet er eine Schule für Spurenlesen, Survival sowie Umgang mit der Natur und ist Autor von 17 Büchern zu ebendiesen Themen. Seine behaupteten Fähigkeiten im Spurenlesen kommen selbst Fachleuten fantastisch und unglaubwürdig vor. Zum Beispiel erklärt er, er könne an den Spuren von Menschen erkennen, ob sie erkältet sind. Er könne weiterhin an den Spuren sehen, wenn ein Tier einen vollen Magen oder eine volle Blase hat. Die Geschichten lesen sich oft so, als hätten Winnetou und Old Shatterhand ein Kind gezeugt, es Tom Brown genannt und in den Wäldern New Jerseys ausgesetzt. Wenn man Tom Brown alles glaubt, dann ist er vermutlich der beste Spurensucher im Universum. Aber selbst wenn man skeptisch an seine Berichte herangeht, kommt man nicht daran vorbei, dass er regelmäßig vermisste Personen in der Wildnis findet, und zwar in vermeintlich aussichtslosen Fällen.

Im März 2003 zum Beispiel rettet er den Teenager Christopher Robertson aus den Pine Barrens. Die Geschichte ist in der lokalen Presse dokumentiert, man muss sich also hier nicht auf Browns Auskünfte verlassen. Bevor Tom Brown eingreift, wurde die Gegend sechs Stunden lang von neun Polizeibeamten und einem Suchhund durchkämmt, zudem aus der Luft per Hubschrauber gründlich abgesucht. Scott Sprague, ein beteiligter Polizist, beobachtet Tom Brown bei der Arbeit: «Man sieht ihm zu und kommt zu dem Schluss, dass er einen hinters Licht führen will. Da sind keine Spuren auf dem Weg. Für wie blöd hält er mich?» Brown erklärt, alle Bewegungen erzeugten «Störungen», es gehe lediglich darum, zu wissen, wonach man suchen muss. Nach zwei Stunden findet Tom Brown den Jungen schlafend im Wald. Christopher erklärt sein Verschwinden übrigens mit dem bestechenden Argument, er habe lediglich einmal Zeit für sich selbst gebraucht. Eine Aussage, die eines Verirrprofis würdig wäre – es gibt keine bessere Möglichkeit, in aller Ruhe Zeit mit sich selbst zu verbringen, als sich gründlich zu verirren.

Auch wenn Brown in seinen Berichten vermutlich gern übertreibt, kann er offenbar Dinge, die die meisten Menschen nicht können. Vielleicht ist er am Ende nicht der beste Spurensucher im Universum, sondern nur der beste in New Jersey. Wie so oft wirkt es, als sei Magie im Spiel, wenn jemand eine Sache wirklich beherrscht. Magie ist vermutlich nur ein anderes Wort für die klaffende Erkenntnislücke zwischen Laien und Fachleuten. «Survival» wird von uns Unbedarften oft als eine Art Extremsportart gesehen, bei der man notwendigerweise Würmer essen muss und dem Tod nur knapp entrinnt. Wir nennen es deshalb «Überleben», was schon nach grausamen Qualen klingt. Die Natur kommt in diesem Szenario nur als Gegner vor, den wir mit Kunstfaserkleidung, Leatherman-Tool und Gaskocher besiegen. Survival lernen wir als eine Art Notprogramm, das man anwirft, wenn irgendetwas schiefgelaufen ist, zum Beispiel wenn die Orientierung abhandengekommen ist und wir den Weg zurück in die Zivilisation nicht mehr finden. Tom Brown isst keine Würmer, jedenfalls erfährt man nichts davon. Er lernt nicht das Überleben, sondern das

Leben in der Wildnis. Die wichtigste Regel, die Brown als Kind von seinem Lehrer Stalking Wolf – einem Lipan-Apachen, für dessen Existenz es außer Tom Brown keine Zeugen gibt – übernimmt, ist folgende: Die Natur wird dir nichts tun, solange du im Einklang mit ihr bist und nicht in Panik verfällst. Der feste Glauben an diese Aussage führt zu einem unerschütterlichen Vertrauen in die eigene Unverletzlichkeit. An einem der vielen endlosen Tage in den Pine Barrens versinkt Tom Browns Freund Rick bis zu den Achseln in einem Loch mit Treibsand, einer zähflüssigen Mischung aus Sand und Wasser. Aus Treibsand zu entkommen, ist nicht einfach, jede schnelle Bewegung lässt einen nur tiefer einsinken. Mit Toms Hilfe ist die Befreiung kein großes Problem, aber danach sehen sich die beiden an und wissen, was sie zu tun haben. Es ist Zeit, ihren Glauben zu testen. Sie springen beide gleichzeitig in den Sand. Es dauert drei Stunden, bis sie den Trick heraushaben und sich ohne fremde Hilfe aus dem Treibsand befreien können. Laut Brown geht es vor allem darum, Luft zwischen Sand und Körper zu befördern und damit die Saugkraft des Treibsands zu brechen. In methodischen, langsamen Bewegungen verschaffen sie sich Raum und schwimmen schließlich nach oben. Als das geschafft ist, springen sie wieder hinein, um das Ganze noch einmal zu üben. Und danach noch einmal. Am Ende des Tages sind beide Meister des Treibsandes. Die Natur ist einer ihrer Gefahren beraubt.

Mit Treibsand kann man offenbar leben. Mit dem Verirren auch, um endlich zum Thema zurückzukommen. Tom Brown ist oft verirrt, nach unseren Vorstellungen vom Verirrtsein jedenfalls, aber es bereitet ihm keine Sorgen, genauso wenig wie der Treibsand oder die anderen potenziell gefährlichen Dinge da draußen. Solange er nicht in Panik verfällt, kann ihm fehlende Orientierung nichts anhaben. Das folgende Zitat beschreibt, was den Profi auszeichnet: «Vor allem anfangs wusste ich oft nicht, wo ich im Verhältnis zu meinem Ausgangspunkt war, aber ich war nie verirrt. Jedenfalls war ich nicht in einer Situation, aus der ich nicht heil zurückkommen konnte. Bis wir uns tiefer in den Wald wagten, hatte Stalking Wolf mir so viel beigebracht, dass ‹verirrt sein› seine Bedeutung verloren hatte. Ich konnte mich überall in den Pine Barrens so lange durchschlagen, wie es eben nötig war. Ich wusste, wo es Essen gab, ich wusste, wo ich trinken konnte, und es gab unendlich viel zu beobachten. Alles, was ich mir wünschen konnte, lag in unmittelbarer Reichweite. Wenn das Verirrtsein war, ging es mir besser als vielen anderen, die nicht verirrt waren. Ich war überall zu Hause. Erst als ich den Wald verließ, fand ich heraus, wie einfach es ist, verloren zu gehen.»

Ich war überall zu Hause – da ist sie wieder, die Konzentration auf das «Hier Sein» anstelle des «Irgendwo sein Wollen». Verirrt sein können wir nur, wenn wir an einem bestimmten Ort sein wollen. Reinhold Messner dazu: «Den Irrtum kann ich nur haben, wenn ich eine genaue Unterlage habe. Dann kann ich mich verirren. Wenn ich aber einfach nur gehe, ohne Karte, ohne Weg, weil es keinen Weg gibt, dann entsteht dieser Weg, während ich mich fortbewege, und dann bin ich nicht verirrt.»

An der Schwelle zwischen fortgeschrittenen Kenntnissen und wahrem Profi-Verirren kehrt sich darum die Beweispflicht um: Verirren ist nicht mehr die Ausnahme, sondern der Normalfall. Vom amerikanischen Pionier Daniel Boone ist die Aussage überliefert, er habe sich noch nie verirrt, höchstens einmal ein paar Wochen lang nicht so genau gewusst, wo er war. Profis müssen nicht mehr begründen, warum sie verirrt sind und wie das alles geschehen konnte. Sie müssen nicht mehr danach streben, die Orientierung zurückzuerlangen. Obwohl es sein kann, dass sie die ganze Zeit verirrt sind, spielt es keine Rolle, denn es schadet ihnen nicht. Sie sind mit dem eigenen Zustand im Reinen und sehen keine Notwendigkeit, ihn zu ändern.

«Ein Fachmann», sagt der Physiker Werner Heisenberg, «ist ein Mann, der einige der gröbsten Fehler kennt, die man in dem betreffenden Fach machen kann, und der sie deshalb zu vermeiden versteht.» Der Weg zum Unverirrtsein führt nicht außen um die Verirrung herum, er führt mitten hindurch.

Die Wegweiser der Welt

> Ich erinnere mich an einen Flug von Moskau nach Berlin, als wir uns über den litauischen Wäldern verirrten und nichts anderes übrig blieb, als im Tiefflug einer Bahnlinie zu folgen und den Namen des nächsten Bahnhofs abzulesen.
>
> *Sándor Radó: «Dora meldet»*

Auch an Orten ohne Wegweiser und Straßenschilder ist die Umgebung des Menschen voller Zeichen. Praktisch alles in der Natur weist in irgendeine Richtung. Der Vorteil: Man braucht nur etwas Geduld und Interesse, um diese Zeichen zu entziffern. Der Nachteil: Es dauert viele Jahre, bis man durch Betrachten der Gewohnheiten von Vögeln oder Flechten zur Orientierungsexpertin wird. Viele Erkenntnisse lassen sich auch nicht ohne weiteres von einer Gegend auf eine andere übertragen. In diesem Kapitel geht es darum nicht so sehr um konkrete Anleitungen als um einen Überblick über die verschiedenen Zeichensysteme der Natur. Alle praktischen Ratschläge lassen sich im Wesentlichen mit den Worten des amerikanischen Baseballspielers Yogi Berra zusammenfassen: «You can observe a lot just by watching» – wer hinschaut, wird auch was erkennen.

Wasser, Eis und Wege

Zunächst einmal sind Landschaften nicht vom Zufall geformt. Goethe schrieb 1786 in seiner «Italienischen Reise»: «Mir gibt es sehr schnell einen Begriff von jeder Gegend, wenn ich bei dem kleinsten Wasser forsche, wohin es läuft, zu welcher Flussregion es gehört. Man findet alsdann selbst in Gegenden, die man nicht übersehen kann, einen Zusammenhang der Berge und Täler gedankenweise.» Außerdem hinterlässt die Vergangenheit einer Landschaft Spuren. Menschen mit Geologiekenntnissen haben es hier besser als andere, weil sie da, wo der Rest der Welt nur irgendwelche Steine sieht, eine Vielzahl von Informationen erkennen. Aber einfache Sachverhalte erschließen sich auch geologischen Laien. «Die Richtung des Gletscherschliffs», erläutert Wolfgang Linke, «bleibt auf ebenen Flächen über längere Strecken unverändert. Felsen und Schären sind geglättet auf der Seite, von der das Eis kam, auf der Gegenseite deutlich rauer und steiler. Bei Drumlins» – das sind vor allem im Alpenraum vorkommende längliche Hügel von tropfenförmigem Grundriss – «weist die Längsachse in die Stoßrichtung des Eises.» Um anhand solcher Beobachtungen zu navigieren, braucht man nicht zu wissen, in welche Richtung der Gletscher einst über die Landschaft gekrochen ist. Die meisten in diesem Kapitel beschriebenen Überlegungen liefern vor allem eine *relative* Orientierung. Das bedeutet, dass man zwar immer noch nicht weiß, wo Norden ist, aber zumindest nicht mehr im Kreis laufen wird.

Noch weniger als Landschaften sind die Wege, die durch diese Landschaften hindurchführen, vom Zufall bestimmt. Wege haben Ursachen, in ihnen materialisiert sich eine Idee, und sei es nur die Idee eines Tiers, auf diesem Weg ließe sich wohl bequem irgendwohin gelangen. Beim Wegebau in den Alpen in der zweiten Hälfte des 19. Jahrhunderts orientierte man sich dort, wo es keine von Menschen ausgetretenen Wege gab, unter anderem an Gamswechseln. Über die Entstehung der damals bereits existierenden Hirten-, Jäger- und Schmugglersteige wissen wir wenig, aber vermutlich folgten auch sie den Spuren von Tieren. Die Interessen von Tieren beim

Anlegen von Wegen sind nicht deckungsgleich mit denen der Menschen, aber in unserer Abneigung gegen nasse Füße (Ausnahme: Frösche), zu große Steigungen und dem Wunsch, nicht unbedingt von Grenzpolizei oder Fressfeinden erspäht zu werden, sind wir uns einig. Auch bei den Trassen alter Handelswege spielt der Wunsch eine Rolle, trockene Füße zu behalten oder mit dem Karren nicht bis zu den Achsen im Schlamm stecken zu bleiben: Sie folgen normalerweise den trockenen Bergkämmen oder verlaufen parallel dazu am Hang. Erst wenn es sich nicht länger vermeiden lässt, ein Fluss überquert werden muss oder das Ziel nahe ist, führen diese Wege ins Tal. Heutige Wanderwege, aber auch Bundesstraßen und Eisenbahnlinien folgen häufig historischen Trassen, die sich bis in die Römerzeit zurückverfolgen lassen, wobei sich die Römer wahrscheinlich ihrerseits an älteren Vorläuferwegen orientierten.

Hat man die Grundidee eines Weges verstanden, wird man ihn mit etwas Glück auch dann wiederfinden, wenn er stellenweise nicht zu erkennen ist. Je nach Gegend kann diese Idee etwa lauten: «Bergkämme sind zu meiden, weil man auf ihnen von Weitem für potenzielle Feinde sichtbar ist», oder aber: «Täler sind zu meiden, weil man in ihnen nasse Füße bekommt.» Derselbe Wunsch entspringt manchmal unterschiedlichen Ursachen, wie sich an der französischen Atlantikküste zeigt, wo befestigte Stellungen aus dem Zweiten Weltkrieg und touristische Aussichtspunkte zusammenfallen. Im Laufe der Zeit können sich die wegbestimmenden Ideen wandeln, Erik Jonsson schildert ein Beispiel dafür: «Wenn ich zu Hause in Schweden in den Wäldern wanderte, gab es zwei Arten von Pfaden: die alten, die den trockenen Hügelketten folgten und Umwege um die nassen Stellen machten, und die neueren, die die Hügel vermieden und mitten durch den Sumpf führten. Was war dazwischen geschehen? Warum dieser Unterschied?

Es liegt an der Modernisierung des Schuhwerks. Als die alten Pfade angelegt worden sind, trug man Lederschuhe oder sogar Schuhe aus Birkenrinde, die wasserdurchlässig waren, während die neuen Pfade von Menschen in Gummistiefeln angelegt wurden.» Eine Vorstellung von der Grundidee eines Weges kann – siehe Kapitel *Urlaubsdenken* S. 66 – auch im Straßenverkehr weiterhelfen.

Windspuren

Auch auf kürzeren Zeitskalen sieht man der Landschaft ihre Vergangenheit an. In Gegenden mit einer vorherrschenden Windrichtung neigen sich die Bäume vom Wind weg (mit Ausnahme von Kokospalmen, die in den Wind wachsen). Viele Bäume, insbesondere Rosskastanien, haben auf der Südseite waagerechter verlaufende Äste, während die Äste der Nordseite senkrechter zum Licht streben. Frei stehende Bäume bleiben auf der Windseite in ihrem Wachstum zurück. Baumgruppen sind zur Windseite hin abgerundet, im Windschatten unordentlicher ausgefranst. An Straßen oder an Bahntrassen wird die Vegetation allerdings oft so zurechtgestutzt, dass sie den Verkehr nicht behindert; auf die Form der Bäume ist dann kein Verlass mehr. Auch in Städten wirken meistens zu viele lokale Einflüsse und Gartenamtsmitarbeiter auf die Straßenbäume ein, als dass man ihrer Form noch viel entnehmen könnte. Harold Gatty, der Autor eines schon 1958 erschienenen, nie ins Deutsche übersetzten Buchs über fortgeschrittene Navigation, «Finding Your Way Without Map or Compass», berichtet: «Anfang 1955 unternahmen meine Frau und ich eine Vergnügungsreise mit dem Auto von Südfrankreich durch Belgien und Holland, um die richtungsanzeigenden Eigenschaften der Bäume zu untersuchen und zu fotografieren. Ähnliche Beobachtungen führten wir in England und im

Osten der USA durch. Auf gewundenen Straßen von der Mittelmeerküste bis Holland konnten wir jederzeit ohne Schwierigkeiten Norden, Süden, Osten und Westen bestimmen, indem wir aus dem Autofenster die Bäume betrachteten.» In der südfranzösischen Provence zeigen sich die Auswirkungen des kalten Mistrals aus dem Nordwesten nicht nur an der Form der Bäume, sondern auch an der Nordost-Südwest-Richtung der Zypressenreihen, die von Haus- und Gartenbesitzern als Windschutz angepflanzt werden. Auch nördlich des Mistralgebiets ist den Bäumen in Frankreich, Belgien und Holland die vorherrschende nordwestliche Windrichtung anzusehen.

Fachleute der Navigation nach dem Wind sind in der Lage, an der Feuchtigkeit oder Temperatur eines Windes abzulesen, aus welcher Richtung er weht. Auf der Nordhalbkugel sind Nordwinde meistens kühler als Südwinde, Winde, die vom Meer kommen, sind feucht, Winde aus der Wüste trocken, und manche Winde enthalten charakteristische Staub- oder Rauchpartikel. In Küstenregionen weht oft nachmittags ein Wind vom Meer zum Land, nach Sonnenuntergang, wenn das Land abkühlt, aber ein ablandiger Wind. Auf dem Meer lässt sich nahes Land manchmal am Geruch des Windes erkennen. Charakteristische regionale Winde wehen normalerweise aus einer bestimmten Richtung, so kommt etwa der Föhn in Bayern immer von den Alpen. Und Winde, über deren Herkunft man gar nichts weiß, zeigen immer noch – siehe Kapitel *Der Weg zurück* S. 48 – eine bestimmte, wenn auch namenlose Himmelsrichtung an, die dann der relativen Orientierung dienen kann.

Erik Jonsson überliefert einen Bericht des US-Colonels Richard Dodge aus dem 19. Jahrhundert über diese Technik: «Ich hatte eine Antilope angeschossen und folgte ihr langsam auf der weiten Ebene, etwa eine Meile von den Hügeln entfernt, als ich eine dichte Schneewolke sah, die schnell näher kam. Ich tastete nach meinem Kompass, aber ich hatte ihn im Lager vergessen. Weil ich wusste, wie gefährlich eine Nacht auf dieser Ebene in einem Schneesturm sein konnte, griff ich zum einzigen Mittel, das mich auf meinem Kurs halten konnte. Wenn ich bis zu den Hügeln käme, würde ich den Weg zurück ins Lager finden. Ich drehte mein Pferd so, dass sein Kopf in Richtung der Hügel zeigte, und wartete auf das Einsetzen des Sturmes. Wenige Minuten später schlug er uns mit einer solchen Wucht entgegen, dass die Pferde ins Schwanken gerieten, und begrenzte unsere Sicht auf wenige Meter. Indem ich exakt auf die Windrichtung im Verhältnis zur Ausrichtung meines Pferdes achtete, ging ich ganz vorsichtig geradeaus und erreichte die Hügel nach etwas über einer Stunde.»

Bei Windstille oder unzuverlässigen Windverhältnissen lassen sich die Windrichtungen der Vergangenheit an vielen Zeichen ablesen. Spinnennetze, Vogel- und Insektennester und Tierbaue zeigen die vorherrschende Windrichtung an. Vor allem im Schnee hinterlässt der Wind charakteristische Spuren. Im Windschatten von Hindernissen sammelt sich der Schnee an, während die dem Wind zugewandte Seite steil abfällt. Wenn der Wind weicheren Schnee abträgt und härtere Stellen stehen lässt, bilden sich regelmäßige wellenähnliche Strukturen, die *Sastrugi* oder *Windgangeln*. Man kann sie als relativen Wegweiser verwenden, indem man in einem bestimmten Winkel zu ihnen steuert.

Kennt man die Hauptwindrichtung der Gegend, lassen sich sogar die absoluten Himmelsrichtungen ablesen. «Auf der Tundra», schreiben die Anthropologen David H. Lewis und Mimi George über die russische Halbinsel Tschukotka, «verlaufen die Haupt-*Sastrugi* ungefähr in Nord-Süd-Richtung, oder genauer gesagt von NNW nach SSO. (…) Im Herbst friert das Gras in Richtung des letzten Schneesturms fest. Man merkt sich die Richtung dieses letzten Schneesturms, kratzt den

Schnee bis zum gefrorenen Gras auf und sieht nach, in welcher Richtung es liegt. Im Dunklen und bei Schneestürmen findet man den Weg, indem man sich im entsprechenden Winkel an den *Sastrugi* orientiert. Normalerweise ist der Nordwind am stärksten und verändert seine Richtung am wenigsten, aber die *Sastrugi* merken sich alle Winde.»

Die Navigation anhand von angehäufter oder abgetragener Materie funktioniert auch im Wüstensand und auf dem Meeresboden. Sand merkt sich zwar nur begrenzt die Windrichtungen der Vergangenheit, aber anhand der Wellenstruktur der Sandoberfläche kann man zumindest die eingeschlagene Richtung beibehalten. Während Sastrugi parallel zum Wind verlaufen und auf der windzugewandten Seite steiler abfallen, sind die Verhältnisse bei Sanddünen und Rippeln etwas komplizierter, manche stehen quer zum Wind, andere längs. Allgemein gibt der Wind aber den Dünen derselben Gegend eine ähnliche Form. Wenn man die Ursachen für Form und Richtung einer einzigen Düne dieser Landschaft verstanden hat, kennt man alle. Anders als Sastrugi haben Dünen ihren flacheren Hang auf der windzugewandten Seite, weil der Wind dort neuen Sand ablagert. Colin Irwin, ein Anthropologe, der sich unter anderem mit Navigation bei den Inuit befasst hat, beschreibt, wie er selbst sich beim Tauchen an den Sandrippeln des Meeresbodens orientiert: «Ein Gefühl für – oder besser: ein Wissen über die Richtung oder Orientierung vermittelten mir die Wellen im Sand, die im flachen Wasser parallel zur vorherrschenden Dünung oder in größerer Tiefe im rechten Winkel dazu verlaufen. Wo es keinen Sand gab, lagen die Algen in Richtung der Strömung oder bewegten sich mit der Dünung hin und her.»

Sonnenspuren

Auch die Sonne hinterlässt charakteristische Spuren, vor allem im Schnee. Auf der Nordseite von Bäumen oder Steinen kann ein Schmelzschatten erkennbar sein. Kleine Steine auf dem Schnee absorbieren mehr Wärme als der Schnee selbst, sodass Wasserlöcher entstehen, die man in der Schweiz «Mittagslöcher» nennt. Durch die Sonnenbahn ergibt der nördliche Rand eines solchen Lochs einen Halbkreis. Der Südrand des Schmelzlochs ist fast gerade und verläuft in Ost-West-Richtung. Auf der Südhalbkugel verhält es sich umgekehrt.

Südhänge sind – wiederum auf der Nordhalbkugel – wärmer als Nordhänge, was man je nach Jahreszeit daran erkennen kann, dass auf der Südseite eines Berges weniger Schnee liegt oder weniger Wasser ins Tal fließt. Nord- und Südhänge werden unterschiedlich genutzt, Weinberge finden sich fast immer an Südhängen, und auch andere landwirtschaftliche Flächen sowie Dörfer sind gern südseitig angebracht, während die Nordseite von Bergen häufiger bewaldet bleibt. Wenn man in deutschen Mittelgebirgen wie im Bayerischen Wald oder im Nordschwarzwald einen Karsee vorfindet, also einen See, der nicht im Tal, sondern an einem Berghang liegt, handelt es sich in der Regel um die Nordseite des Berges. Am Fuße schattiger Steilwände konnten sich die Eiszeitgletscher länger halten, und die von ihnen geschürften Mulden sind heute noch als See sichtbar. Wer über ein Mindestmaß an botanischem Interesse verfügt, wird außerdem feststellen, dass die Vegetation nordseitiger Hänge sich von der Vegetation der Südseiten unterscheidet. Wenn ein Berg, wie in Deutschland üblich, zwecks Holzgewinnung rundum mit Fichten bepflanzt wurde, nutzt es allerdings nicht viel, die Bäume zu betrachten. Jede Gegend hat ihre regionalen Nord-Süd-Unterschiede, die man mit etwas Aufmerksamkeit identifizieren kann.

Auch bei Gebäuden ist eine indirekte Navigation nach dem

Wind möglich. In Schleswig-Holstein sind alte Häuser wegen des vorherrschenden Westwinds so erbaut, dass sie dem Wind wenig Angriffsfläche bieten; ihre langen Seiten weisen also nach Norden und Süden, und der ursprüngliche Wohnbereich liegt auf der windgeschützteren Ostseite. Bei neueren frei stehenden Häusern kann man zumindest davon ausgehen, dass Balkone tendenziell auf der Südseite und fensterlose Wände auf der Nordseite angebracht werden. In wärmeren Ländern geht es allerdings nicht mehr darum, das Haus vor Kälte und Wind zu schützen. Stattdessen baut man so, dass der Innenhof im Schatten liegt oder das Haus durch den vorherrschenden Wind gekühlt wird.

Aus Gründen, die mit dem Wetter nichts zu tun haben, zeigt bei christlichen Kirchen die Apsis, also der Teil des Kirchenschiffs, in dem der Altar untergebracht ist, meistens nach Osten. So soll sie «dem Licht entgegensehen». Bei romanischen Kirchen ist die Apsis auch von außen oft gut als eine Art halbrunder Anbau erkennbar; Kirchen anderer Baustile muss man von innen betrachten, um den Altar zu finden. Türme und der Eingang befinden sich bei alten Kirchen meistens am entgegengesetzten Ende der Kirche, also im Westen. In Städten, wo die Erbauer von Straßenkirchen sich nach dem vorhandenen Platz richten müssen, ist auf beides allerdings kein Verlass. In der Zeit, die man hier für eine statistisch korrekte Mittelung über die Baurichtung mehrerer Kirchen aufbringen müsste, kann man auch eine Bushaltestelle mit Stadtplan ausfindig machen.

Tiere als Wegweiser

Wo es keine Gebäude gibt, leben dafür oft umso mehr Tiere. Auch wenn sie nur selten auf Fragen nach dem Weg antworten, können sie doch bei der Orientierung behilflich sein. Bei der Besiedlung Islands im 9. Jahrhundert fanden die Norweger dort irische Mönche vor, von denen man heute annimmt, dass sie dem Weg der Zugvögel von Irland über die Färöer nach Island folgten; ähnliche Theorien gibt es über die Besiedelung Polynesiens. Zugvogelrouten bleiben über lange Zeiträume gleich, und wenn man im Frühjahr oder Herbst zielstrebig dahinziehende Vögel beobachtet, kann man davon ausgehen, dass es in dieser Richtung Land gibt und dass weitere Vögel derselben Art in dieselbe Richtung wollen. Wolfgang Linke verdanken wir ein Beispiel einer ausgefallenen Orientierungstechnik für Experten, geeignet für Wüsten und Halbwüsten: «Auch der Vogelflug kann zur Orientierung dienen. Denn abends suchen die Vögel die Wasserstellen auf, und auf dem Rückweg, satt getrunken, fliegen sie schwerfälliger, und ihr Flügelschlag ist lauter.»

Ein Team der Universität Duisburg-Essen um die Biologin Sabine Begall untersuchte 2008 Google-Maps-Satellitenbilder von über 300 Weiden weltweit und fand heraus, dass grasende und ruhende Kühe sich unabhängig von der Tageszeit tendenziell in Nord-Süd-Richtung ausrichten. In derselben Studie untersuchte tschechische Rehe und Rothirsche richteten sich zwar noch zuverlässiger als die Kühe beim Grasen und Ruhen in Nord-Süd-Richtung aus, aber in beiden Fällen ist – zumindest bisher, denn diese Frage wurde in der Studie aus technischen Gründen hintangestellt – noch nicht klar, ob sich Norden am Kopf oder am Schwanz befindet. Der Huftierkompass muss daher eher als Orientierungstechnik für Experimentierfreudige gelten. Außerdem braucht man Geduld und große Stichproben, um anhand der Betrachtung ruhender Kühe zu einer Meinung über die Himmelsrichtungen zu gelangen. Begall erklärt, man habe darüber nachgedacht, schlafende Camper bei Musikfestivals zu untersuchen, um herauszufinden, ob es ähnliche Präferenzen auch beim Menschen gebe.

Gerüche und Geräusche

Der Mensch hat nicht nur Augen, sondern noch diverse andere Sinnesorgane. Er verwendet die übrigen zwar vorwiegend, um damit Musik zu hören, prüfend am T-Shirt von gestern zu schnüffeln oder auf dem Handy zu tippen, ohne hinzusehen. Aber sie können auch bei der Orientierung helfen. Das illustriert der folgende Bericht aus «The Adventures of a Nature Guide», einem Klassiker der amerikanischen Outdoorliteratur. Der Autor Enos Mills verliert auf dem Aufstieg zu einem Pass in den Rocky Mountains in 4000 Meter Höhe seine Schneebrille und wird deshalb schneeblind. Schon kurze Zeit nachdem er das Problem bemerkt, kann er die Augen nicht mehr öffnen. Mills hat ein kleines Beil und Streichhölzer dabei, aber keinen Proviant. «Obgleich ich die Gefahr erkannte, in der ich schwebte, war ich nur wenig aufgeregt und spürte keine Panik.» Vorübergehende Blindheit, erklärt er, stimuliere die Vorstellungskraft und das Gedächtnis und sei «genau genommen eine gute erzieherische Übung für alle Sinne». Man muss ihm zugutehalten, dass er sich zum Zeitpunkt der Niederschrift selbst über seinen Optimismus wundert. Mills tastet sich bis zur Baumgrenze voran und orientiert sich dann an in die Bäume gehauenen Wegmarkierungen, die er aber auch bald wieder verliert. «Ich war jetzt nicht nur blind, sondern auch verirrt.» Schon vor dem Erreichen der Baumgrenze war er sich nicht ganz sicher, ob er im Kreis gegangen ist und sich nicht womöglich auf dem Westhang befindet, auf dem er aufgestiegen ist, statt auf dem Osthang. Anhand des Echos seiner Hilferufe macht er sich eine ungefähre Vorstellung von seiner Umgebung. Er weiß, dass in dieser Gegend auf den Südseiten der Hänge vor allem Kiefern wachsen, auf den Nordseiten aber Engelmannfichten. Um seine Vermutung zu überprüfen, dass er auf dem Weg nach Osten ist, steigt er zu beiden Seiten ein Stück aus dem Canyon auf und betastet die Bäume. Zu seiner

Rechten findet er überwiegend Engelmannfichten, auf der linken Seite der Schlucht Kiefern. Sein Canyon führt also nach Osten, und Mills befindet sich auf der Ostseite der Bergkette. Um das Ergebnis noch einmal zu überprüfen – «denn Blinden oder Verirrten gelingt es manchmal, genau das Gegenteil von dem zu tun, was sie zu tun glauben» –, gräbt er Steine aus und befühlt ihren Flechtenbewuchs. Er betastet das Moos an den Bäumen und zieht daraus verschiedene Schlüsse über den Lichteinfall, aus denen er wiederum die Topografie der Landschaft herleitet. An dieser Stelle noch einmal der Warnhinweis: Solche Moosvermutungen sind für Laien sinnlos und gefährlich. Enos Mills beherrscht diese Technik nur, weil er sich lange mit dem Moos und der umgebenden Landschaft befasst hat. Sein Weg zurück in die Zivilisation ist trotzdem nicht einfach, er stürzt Hänge hinunter, entkommt knapp einer Lawine, fällt bis zur Hüfte in einen Fluss, verliert einen Schneeschuh und wärmt seine kalten Füße an einem von der Lawine getöteten Dickhornschaf. Anderthalb Tage lang folgt er einer stärker werdenden Geruchsspur. Es riecht nach dem Rauch verbrannten Pappelholzes, von dem er weiß, dass es in dieser Gegend gern als Brennholz verwendet wird. Am Abend des dritten Tages schließlich ist der Geruch nach Holzfeuer so stark, dass Mills befürchtet, versehentlich an der dazugehörigen Ansiedlung vorbeizulaufen. Als er stehen bleibt, um zu lauschen, hört er ein kleines Mädchen fragen: «Bleibst du heute Nacht bei uns?»

Ein anderes Beispiel entstammt der Website freiburg-schwarzwald.de, wo der seit seinem zweiten Lebensjahr blinde Martin Rehfuß von einer Wanderung in Südfrankreich berichtet: «Schon alleine die Teerpaste, mit der man die Querbalken der Schienen lackiert, riecht ganz anders als bei uns in Deutschland. ... Der Wind und die Temperatur helfen mir zu erkennen, ob sich neben mir gerade ein Tal eröffnet, ob ich in einer Senke laufe oder ob sich ein Bach in der Nähe befindet. ... Als ich einen Stein in die Hand nehme und fühle, dass es ein Kalkstein ist, weiß ich, dass wir uns noch am Randgebirge befinden. Wäre es zum Beispiel ein Granitstein, dann wären wir im Hauptgebirge. Ich studiere Geografie, und die Reliefkarte des ‹Massif Central›, die ich mir vorher eingeprägt hatte, steht genau vor meinem inneren Auge. Mein Kumpel fragt mich, welche Luftmassen gerade heranziehen. Sie fühlen sich feucht und warm an, also kommen sie vom Atlantik her, was bedeutet, dass wir in den nächsten Tagen Regen haben werden.»

Konstante Geräusche aus einer bestimmten Richtung können zur groben Orientierung dienen: das Rauschen einer Straße oder eines Flusses, Kuhglocken, sogar die Rufe eines bestimmten Vogels. Vögel haben ein Revier von normalerweise überschaubarer Größe, man muss nur einkalkulieren, dass sich für Laien alle Vögel einer Art gleich anhören und man hier mit der Verirrensursache «Das Mehrfach Vorhandene Element» (siehe *Verirrensursachen I,* S. 39) flirtet.

Der Polarforscher Frederick Spencer Chapman beschreibt in «Northern Lights», seinem Bericht über die «British Arctic Air-route Expedition» von 1930/31, wie er mit einer Gruppe Inuit in Kajaks auf dem Nachhauseweg an der grönländischen Küste in dichten Nebel gerät. Die Inuit kümmert das nicht weiter, sie singen, um sich die Zeit zu vertreiben, bis der Anführer eine Stunde später plötzlich im rechten Winkel abbiegt und zielsicher in den heimischen Fjord einfährt. Erst später gelingt es Spencer Chapman, die Navigationstechnik dahinter zu entschlüsseln: Die Inuit halten anhand der Echos ihrer Paddelgeräusche und Lieder Abstand zur Küste und orientieren sich am Gesang der an dieser Küste lebenden Schneeammermännchen. Die Gesänge unterscheiden sich von Revier zu Revier, und wenn der Vogel am Eingang zum eigenen Fjord singt, ist es Zeit, abzubiegen. Chapmans Inuit halten den Abstand zur Küste dabei vermutlich nach Gefühl ein. Wenn man diese Techniken nicht beherrscht, kann man die Laufzeit eines Echos messen oder schätzen und das Ergebnis in Sekunden dann durch sechs teilen, um bei Nacht oder Nebel festzustellen, wie viele Kilometer ein Berg oder ein anderes großes Hindernis entfernt ist. Der Schall braucht drei Sekunden für einen Kilometer, ein Echo also sechs Sekunden hin und zurück.

Aber es geht noch präziser, denn auch Nichtfledermäuse können sich anhand von Echos ein detailliertes Bild ihrer Umgebung machen. Der blinde Amerikaner Daniel Kish hat sich als Kind selbstständig eine Form der Echolot-Orientierung angeeignet. Er schnalzt in kurzen Abständen mit der Zunge und erkennt am reflektierten Klang die Form der Gegenstände in seiner Umgebung. Ein Strauch hört sich anders an als eine Hauswand oder eine Straßenlampe. Seit 2000 unterrichtet Kish andere Blinde in dieser Technik. Seinen Aussagen zufolge können alle Blinden schon nach drei Tagen ihre Umgebung erfassen, Fahrrad fahren oder Fußball spielen. Probleme bereiten nur kleine Gegenstände, die sich vor größeren befinden und vom Echo des größeren Gegenstands überdeckt werden. Unter visioneers.org gibt es nähere Informationen und Videos dazu.

Die meisten Sehenden werden nicht extra die Echolot-Orientierung erlernen, nur, um sich in Nacht und Nebel zurechtzufinden. Wichtig ist nur: Es ginge theoretisch. Die Natur lässt es nicht an Hinweisen fehlen, die wir mit unseren zahlreichen Sinnesorganen wahrnehmen könnten, wenn wir nur wollten. Es genügt, diesen Sachverhalt einmal zu verstehen. Als Nebeneffekt wird man seltener die Landschaft beschuldigen, wenn man sich verirrt hat. Die Landschaft tut bereits ihr Bestes.

Wer das alles zu kompliziert findet, kann trotzdem davon profitieren, denn viele Orientierungstechniken nutzen wir, ohne es eigentlich zu wissen. Das Gehirn nimmt andauernd Informationen über seine Umwelt auf und wertet sie aus, ohne dass wir von diesem Vorgang mehr als nur das Ergebnis erfahren. So fanden Forschende an der University of California bei einer Studie zur Navigation in Krankenhäusern heraus, dass viele Testpersonen sich unbewusst am Winkel des einfallenden Sonnenlichts orientierten.

Mehrere fragwürdige Techniken ergeben zusammengenommen eine leidlich zuverlässige Orientierung, gewürzt mit einem interessanten Element des Zweifels. Sieht man also eine Kuhherde im rechten Winkel zu einer Kirche grasen, die auf einer Seite moosbesetzt, auf der anderen aber sonnengebleicht aussieht, während am Himmel Zugvögel dahinziehen, dann befindet man sich mit großer Sicherheit in einer Gegend, in der es Kühe, Kirchen und Vögel gibt – also schon einmal nicht am Nord- oder Südpol. Und wo es Kühe, Kirchen und Vögel gibt, wird schon bald jemand vorbeikommen, den man nach dem Weg fragen kann. Bis dahin nimmt man am besten eine bequeme Haltung ein und beobachtet weiter die Umgebung. Es gibt viel herauszufinden.

Innere Kartografie II

> Seit etwa einer Stunde befand sich Pnin jetzt in diesem Labyrinth von Waldwegen und war zu dem Schluss gelangt, dass ‹sich nach Norden halten›, ja der Begriff ‹Norden› selbst ihm rein gar nichts sagten.
>
> *Vladimir Nabokov: «Pnin»*

Verirren ist ein Zerwürfnis zwischen der Welt da draußen und ihrer Repräsentation im menschlichen Gehirn. Diese Repräsentation wurde im Kapitel *Innere Kartografie I* als die «innere Landkarte» eingeführt und wird im Folgenden auch «Mental Map» genannt. Mental Maps sind deutlich leichter zu beeinflussen als die Außenwelt. Darum sollte man ungefähr verstehen, wie Mental Maps erstellt werden, wie sie aussehen, was sie können und was sie weniger gut können. Wir müssen in unseren Gehirnen herumforschen.

Mental Maps sind trotz des Namens keine Landkarten im eigentlichen Sinne. Das Gehirn speichert nicht notwendigerweise eine zweidimensionale Draufsicht der Zielgegend ab. Oder haben Sie beim Herumlaufen in Ihrer Stadt immer die Ansicht von Google Maps vor Augen? Wenn Sie über irgendein Gerät mit GPS-Funktion verfügen, können Sie es schnell überprüfen: Laufen Sie einmal um den Block, und verfolgen Sie gleichzeitig, wie sich der rote Punkt, der Ihre Position anzeigt, über den Stadtplan bewegt. Können Sie sich sofort und ohne größere Umstellung in den roten Punkt hineinversetzen? Wenn nicht, arbeitet Ihr Gehirn anders als eine Landkarte.

Verfahren und Experimente

Wie kann man mehr darüber herausfinden? Eine Methode sind psychologische Tests, neuerdings häufiger kombiniert mit gehirnabbildenden Verfahren, die feststellen sollen, wo im Hirn die Kartografiefunktion sitzt. Während die verschiedenen Fähigkeiten, die man zur Orientierung braucht (etwa ein Bild im Kopf drehen oder eine bestimmte Stelle wiedererkennen), im Gehirn weit verstreut sind, vermutet man den Wohnort der Kartografie derzeit im Hippocampus.

Psychologen untersuchen die innere Landkarte, indem sie herausfinden, welche Art Informationen gespeichert werden, in welcher Form das geschieht und wie zuverlässig Mental Maps die Umgebung wiedergeben. Der eben genannte GPS-Versuch ist schon ein erster einfacher Test: Wie lange dauert es, bis man die eigene Position auf einer Karte wiederfindet? Je schneller das geht, desto enger ist das interne Speicherformat mit einer landkartenähnlichen Darstellung verwandt. In anderen Versuchen werden Testpersonen gebeten, Landkarten aus dem Gedächtnis zu zeichnen oder die Lücken in unvollständigen Karten zu füllen.

Eine verbreitete Methode heißt «Semantisches Priming» und hat damit zu tun, dass wir uns verwandte Dinge auch zusammen merken. Wenn wir über «Maus» nachdenken, dann fällt es uns leichter, als Nächstes über «Hamster» nachzudenken als über «Atombombe». Auf Geografie angewandt, heißt das: Man stellt den Testpersonen zwei Fragen hintereinander, eine zu Ort A, die zweite zu Ort B. Zum Beispiel: «Welche Farbe hat das Rathaus?» – «Und wie hoch ist der Fernsehturm?» Durch Frage 1 begibt man sich gedanklich an Ort A, das Rathaus. Wenn das Gehirn nun glaubt, dass der Fernsehturm dicht am Rathaus steht, dann wird es die dazugehörigen Informationen (Farbe, Höhe) auch in der Nähe abgespeichert haben. Daher wird Frage 2, die sich auf Ort B bezieht, der Testperson wenig

Kopfzerbrechen bereiten, wenn sie denkt, dass die Orte A und B dicht zusammenliegen, aber sie wird für die Antwort eine Weile brauchen, wenn sie denkt, dass die beiden weit voneinander entfernt sind. Der Verzögerung zwischen Frage 2 und ihrer Antwort kann man entnehmen, wie weit die Orte A und B auf der mentalen Karte voneinander entfernt sind.

Noch ein Beispiel für eine Testsonde, die man zum Überprüfen von Mental Maps einsetzen kann: Für eine im Jahr 1994 publizierte Studie sammelte der kanadische Biologe Jacques Bovet an einer Universität eine Gruppe von Studierenden auf, setzte sie in einen Bus und fuhr sie mehrere Kilometer durch die Gegend. Nach einer Weile ließ er sie aussteigen und fragte alle einzeln, in welcher Richtung ihrer Meinung nach die Universität liege. Die Antworten deckten insgesamt alle möglichen Himmelsrichtungen ab; das Orientierungsvermögen ist offenbar individuell ganz unterschiedlich ausgeprägt. Mittelt man aber über alle von den Studierenden gezeigten Richtungen, so ergibt sich fast genau die richtige Antwort. Daraus sollte man allerdings nicht folgern, dass ein Bus voller Leute das Navigationsinstrument der Zukunft ist.

Schließlich bieten Menschen mit ausgeprägter Neigung zum Verirren die Möglichkeit, den inneren Kartografen auf die Probe zu stellen. Dass Verletzungen verschiedener Teile des Gehirns zu Orientierungsproblemen unterschiedlicher Art führen können, ist schon länger bekannt. Erst 2009 aber taucht der erste Fall von angeborener vollständiger Orientierungsunfähigkeit in der wissenschaftlichen Literatur auf: Der Neuropsychologe Giuseppe Iaria und sein Team beschreiben eine 43-jährige Frau, die sich zeitlebens auch auf den kürzesten und vertrautesten Wegen verläuft und von Freunden oder Verwandten überallhin begleitet werden muss. Versuche und gehirnabbildende Verfahren deuten darauf hin, dass ihre Unfähigkeit, sich zurechtzufinden, vor allem von einem Ausfall der Fähigkeit herrührt, Mental Maps zu erzeugen. Innerhalb weniger Monate nach der Veröffentlichung dieses Falls meldeten sich 450 andere Betroffene bei Iaria, der mit Hilfe eines mehrteiligen Tests unter gettinglost.ca weiter Daten über außergewöhnliche Orientierungsfähigkeiten und -unfähigkeiten erhebt.

Gefühlte Richtungen und Entfernungen

Die großen individuellen Unterschiede im Orientierungsvermögen sollten nicht überraschen, schließlich sind beim Zurechtfinden in der Geografie teilweise überaus komplizierte Aufgaben zu bewältigen. Ein Beispiel: Bei der Fortbewegung «misst» der menschliche Sinnesapparat andauernd Wegstrecken und ihre Winkel zueinander und speichert alle diese Daten ab. Will man dann vom Endpunkt der Strecke zum Ausgangspunkt zurückkehren, so ist das Gehirn in der Lage, mit Hilfe der abgelegten Informationen Abkürzungen zu berechnen. In der Seefahrt nennt man dieses Verfahren «Dead Reckoning» (von «deduced reckoning», hergeleitete Ortsbestimmung), und es kam vor der Erfindung der GPS-Navigation zum Einsatz, wenn man den Aufenthaltsort des Schiffs gerade nicht anhand von Uhrzeit und Himmelskörpern bestimmen wollte oder konnte. Man stelle sich ein Dreieck vor mit den Eckpunkten Hamburg, Wien und Zürich. Verlief der Hinweg etwa von Hamburg nach Wien und dann nach Zürich, dann ist klar, dass der kürzeste Rückweg direkt von Zürich nach Hamburg verläuft, unter Auslassung von Wien. Wir wissen das, ohne groß darüber nachzudenken, und können in vielen Fällen relativ präzise nach Hamburg finden. Es gibt zwei Möglichkeiten, beim Dead Reckoning mit Informationen umzugehen: Entweder rechnet man an jeder Stelle der Strecke aus, in welche Richtung es zurück nach Hause geht, und wirft den Rest der Informationen wieder weg. Oder aber man speichert wirklich die Rohdaten, das heißt alle Winkel und Entfernungen, die auf der Strecke anfallen, und rechnet erst am Schluss aus, wo es zurückgeht. Beide Varianten haben Vor- und Nachteile, die erste ist wohl genauer, die zweite aber flexibler. Unsere Navigationsinstrumente im Hirn beherrschen beides.

Kommen wir zu einer weiteren wichtigen Aufgabe der inneren Kartografiefunktion: Irgendwie muss sie imstande sein, Entfernungen zu messen. Ohne Entfernungen kein Dead Reckoning und keine Mental Maps. Leider sind Menschen nicht von Natur aus mit einem Kilometerzähler ausgestattet. Wir haben keine direkte Möglichkeit, Entfernungen zu messen, sondern müssen uns umständlich herantasten. Eine Möglichkeit beruht auf dem sogenannten «optischen Fluss»: Wenn ein Mensch durch eine Umgebung mit Häusern, Bäumen, Bergen oder sonstigen optischen Reizen läuft, so bewegen sich diese Elemente durch sein Gesichtsfeld. Wie schnell sie sich bewegen, hängt unter anderem von seiner Geschwindigkeit ab. Geschwindigkeit jedoch ist Entfernung geteilt durch Zeit. Eine sehr rudimentäre Vorstellung von der ablaufenden Zeit erhält man zum Beispiel durch die körperliche Erschöpfung, die sich bei längerem Herumlaufen einstellt. Das Gehirn macht aus diesen zwei groben Schätzwerten für Zeit und Geschwindigkeit eine Art Maß für die Entfernung.

Wir tragen also mehr als ein Kilo grauer Masse mit zig Millionen Nervenzellen herum, und wir können Entfernungen nicht besser bestimmen als durch so etwas Ähnliches wie das Zählen von Kilometersteinen, nur ohne Kilometersteine? «Schon», wird das Gehirn einwenden, denn es kann sich einwandfrei selbst verteidigen, «aber du kannst gern ausprobieren, wie du ohne mich zurechtkommst.» An dieser Stelle endet der Disput meist. Die zugegebenermaßen ungenauen und indirekten Methoden zur Entfernungs- und Zeitbestimmung koppelt das Gehirn mit seinem beachtlichen Lern- und Speichervermögen. Wir üben unser gesamtes Leben lang die Fähigkeit zum Abschätzen von Längen und Zeiten, zum Beispiel durch Vergleich mit bekannten Strecken. Diese Erfahrungswerte sind es unter anderem, die am Ende den guten Navigator vom schlechten unterscheiden.

Das Gehirn speichert seine Vorstellungen vom Raum auf seltsame Art und Weise. Während in der richtigen Welt ein Kilometer immer ein Kilometer ist, sieht es im Gehirn anders aus. Zum Beispiel fasst es benachbarte Orte zu Einheiten zusammen und bezeichnet alles innerhalb einer Einheit als «nah», alles außerhalb als «weit weg». Diese Einheiten werden anhand von Wasserläufen, Bahnlinien oder auch entlang von Stadtteilgrenzen festgelegt. Wohnt man zum Beispiel in Essen, so wird man Stadtteile von Essen selbstverständlich für nah halten, Stadtteile des nebenan gelegenen Duisburg aber sofort als ganz schön weit weg einstufen, ungeachtet der tatsächlichen Entfernung.

Andere Faktoren, die den gefühlten Abstand zwischen zwei Wegpunkten bestimmen: Wege mit vielen Richtungsänderungen wirken länger als Wege, die lange Zeit geradeaus führen. Eine langweiligere Strecke wirkt im Rückblick kürzer als eine mit vielen interessanten Details. Wie langweilig ein Weg ist, hängt dabei nicht nur vom Weg selbst, sondern auch von der Person ab, die ihn begeht. Ein müder Mensch wird am Ende des Tages weniger interessante Details wahrnehmen als am Anfang. Die Wahrnehmung der vergangenen Zeit hängt aber wesentlich davon ab, wie viele Eindrücke das Gehirn in dieser Zeit verarbeitet hat. Die Abstände zwischen Punkten, die man sich eingeprägt hat, können sich daher auf dem Rückweg ganz anders anfühlen als auf dem Hinweg.

Der Kartograf in unseren Köpfen hat außerdem eine seltsame Einstellung zu Richtungen. Er bevorzugt vorne und hinten, rechts und links interessieren ihn weniger. Das wissen wir unter anderem aus einem Versuch des amerikanischen Psychologen Douglas Hintzmann und seines Forschungsteams aus dem Jahr 1981. Sie setzten Testpersonen in die Mitte einer kreisförmigen Anordnung von Abbildungen, die eine Reihe von Gegenständen zeigten. Direkt vor ihnen befand sich zum Beispiel die Darstellung eines Buches, hinter ihnen eine Brille, rechts ein Fenster, links ein Hut. Die Aufgabe lautete, sich die Anordnung dieser Dinge einzuprägen. Anschließend wurden die Bilder entfernt und Testfragen gestellt. Zum Beispiel diese: «Stellen Sie sich vor, Sie sitzen mit dem Gesicht in Richtung Fenster, wo befindet sich dann die Brille?» Das klingt wie ein komplizierter Test, aber es stellte sich heraus, dass er in bestimmten Fällen deutlich schwieriger ist als in anderen. Die Versuchspersonen beantworteten die Fragen relativ schnell, wenn das Objekt, nach dem gefragt wurde (im Beispiel die Brille), in ihrer Vorstellung vor oder hinter ihnen war. Befand sich das Objekt dagegen rechts oder links von ihnen, dann dauerte es im Mittel doppelt so lange, bis ihnen die Antwort einfiel. Eine Reihe von ähnlichen Experimenten bestätigt diese Ergebnisse. Vorne und hinten sind psychologisch offenbar deutlich wichtiger als links und rechts.

Und noch eine bizarre Angewohnheit des inneren Kartografen: Entfernungen im Gehirn sind manchmal asymmetrisch, das heißt, von A nach B ist es weiter als von B nach A, insbesondere wohl dann, wenn B ein klar identifizierbares Objekt ist, ein hoher Turm zum Beispiel, und A eher unscheinbar und klein. Das läuft dem Verstand zuwider, denn natürlich ist der Raum, der uns umgibt, symmetrisch. Möglicherweise handelt es sich um eine missliche Nebenwirkung des Verfahrens zur Entfernungsmessung. Angenommen, wir begeben uns dazu im Geiste nach A und fahren dann in unserer Vorstellung nach B. Je nachdem, ob dieses imaginäre Herumfahren viel oder wenig Mühe kostet, erhalten wir ein Maß für die Entfernung. Wenn A aber weniger markant ist als B, kostet es das Gehirn mehr Mühe, sich den Anfangspunkt vorzustellen. Folglich wird die geschätzte Entfernung von B nach A geringer sein als von A nach B – so jedenfalls eine mögliche Interpretation dieses Phänomens. Es ist unter anderem diese Asymmetrie der Kopfkarte, die dazu führt, dass viele Menschen bei bestimmten Strecken hin eine andere Route bevorzugen als zurück. Auf dem Hinweg erscheint die eine Variante kürzer oder logischer, auf dem Rückweg die andere. Andere Faktoren, die zu solchen ungleichen Wegvorlieben führen, sind der Wunsch, vor allem am Anfang der Strecke möglichst direkt auf das Ziel zuzusteuern und Korrekturen erst am Ende vorzunehmen, sowie eine Präferenz für Orte, die eine möglichst umfassende Aussicht bieten.

Die Verschönerung Europas

Der innere Kartograf ist ein heimlicher Weltverbesserer. Häufig geht er davon aus, die Karte sei besser ausgedacht, logischer und rechtwinkliger, als sie tatsächlich ist. Wenn Versuchspersonen aus dem Gedächtnis Skizzen ihrer Stadt zeichnen sollen, begradigen sie krumme Straßen und machen Kreuzungen rechtwinkliger, als sie sind. Denn das menschliche Orientierungsorgan bevorzugt gerade Linien und rechte Winkel, zum Beispiel beim Dead Reckoning, aber auch beim Studium und Memorisieren von Landkarten. Die Umrisse auf der Karte oder die Erfahrungen aus der Realität werden beim Abspeichern so verzerrt, dass sie in ein rechtwinkliges Raster passen. Zum Beispiel verläuft die Nordseeküste im Kopf vieler Menschen in Ost-West-Richtung, sodass man London nördlich von Berlin vermutet. Frankreich ist dann direkt neben Deutschland angesiedelt, obwohl Paris in Wirklichkeit auf der Höhe von Stuttgart liegt.

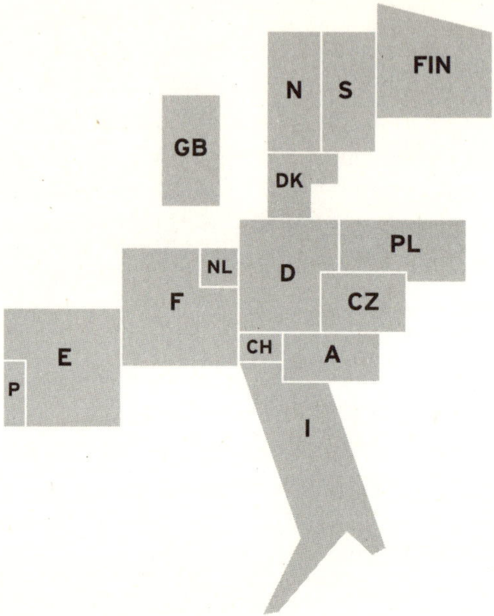
N
S
FIN
GB
DK
PL
NL
D
F
CZ
E
CH
A
P
I

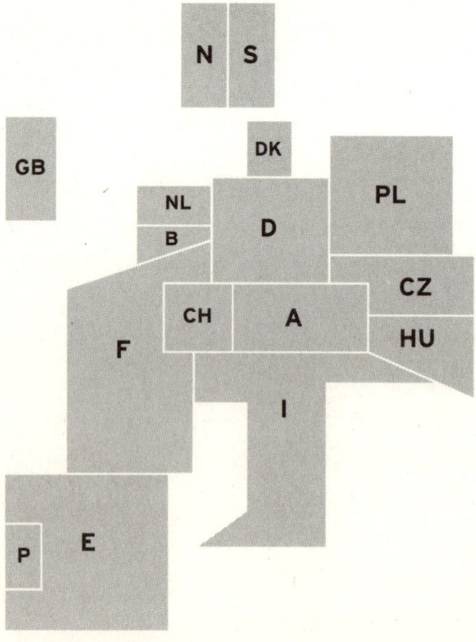
N
S
GB
DK
PL
NL
D
B
CZ
CH
A
HU
F
I
E
P

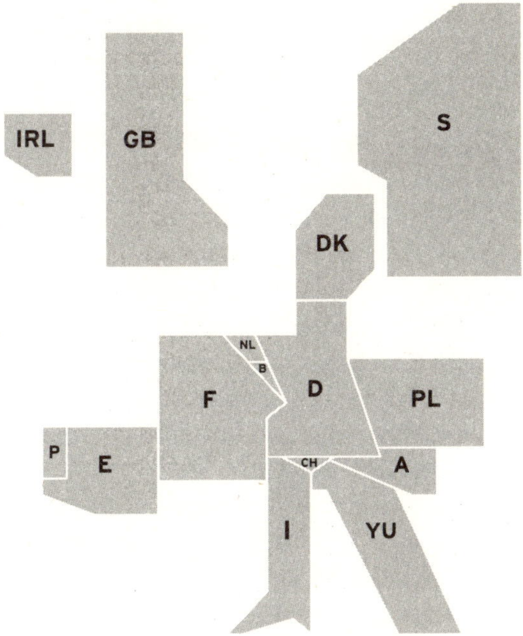
IRL
GB
S
DK
NL
B
D
F
PL
P
E
CH
A
I
YU

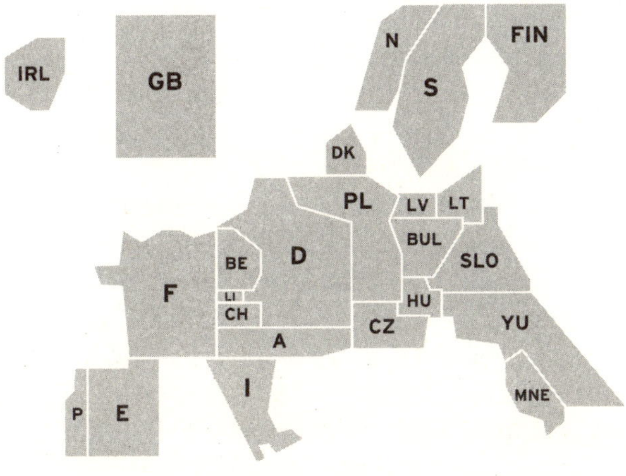
IRL
GB
N
S
FIN
DK
PL
LV
LT
BUL
BE
D
SLO
F
LI
CH
HU
CZ
YU
A
I
MNE
P
E

Zur Illustration vier aus dem Gedächtnis gezeichnete, schematische Europakarten. Drei stammen von Deutschen und eine von einer Französin, die lange in Deutschland gelebt hat. Es geht hier nicht etwa darum, die geografische Ahnungslosigkeit vieler Menschen zu beklagen – so nützlich ist es in den Zeiten von GPS dann auch wieder nicht, den genauen Verlauf der Mittelmeerküste auswendig zu kennen. Alle vier Karten zeigen die oben beschriebenen Verzerrungen und Verschiebungen. Denken Sie beim Betrachten (ohne heimlich nachzusehen) über folgende Fragen nach: In welche Richtung verläuft der Ärmelkanal wirklich? Haben Spanien und Frankreich eine Nord-Süd-oder eine Ost-West-Grenze? In welche Himmelsrichtung weist der italienische Stiefel?

Europa ist hier nur als Beispiel gewählt, weil die meisten Leserinnen und Leser es kennen dürften. Dieselben Verzerrungen der inneren Karte finden sich aber auch beim eigenen Heimatort oder Weg zur Arbeit, und sie üben einen ganz konkreten Einfluss auf unsere Navigationsentscheidungen und die Wegbeschreibungen aus, die wir anderen Menschen geben. Verschobene Vorstellungen von der Realität können unsere Fähigkeit beeinträchtigen, mit dieser Realität umzugehen – ein zentraler Faktor beim Verirren.

Piloting statt Kartenlesen

Wir bewegen uns immer weiter weg von der Vorstellung, dass es sich bei Mental Maps um richtige, präzise Landkarten handelt. Als billigen Ersatz verwenden wir in vielen Fällen sogenannte prozedurale Informationen beim Orientieren. Ein gutes Beispiel dafür sind Wege innerhalb der eigenen Wohnung. Das wurde bereits im Kapitel *Innere Kartografie I* diskutiert: Nicht viele stellen sich eine Draufsicht des Wohnungsplans vor, wenn sie nachts im Dunkeln ins Bad finden wollen.

Das oben beschriebene Dead Reckoning beruht ausschließlich auf sogenannten egozentrischen Daten, die nur im Bezugssystem der jeweiligen Person sinnvoll sind – wir messen Entfernungen und Winkel relativ zu äußeren Bezugspunkten. Das ist übrigens eine häufige Ursache für Streitereien innerhalb einer Gruppe über die einzuschlagende Route: Weil alle ihr eigenes Referenzsystem mit sich herumtragen, fällt es schwer, sich in die Position der anderen hineinzuversetzen. Im Gegensatz dazu arbeitet die gerade erwähnte Schlafzimmermethode, in der Fachliteratur meist *Piloting* genannt, ausschließlich mit externen Daten, die für jeden gleich sind: die Positionen der Türen.

Piloting beruht auf Orientierungspunkten (in unserem Beispiel sind das die Türen), an denen Entscheidungen über den weiteren Wegverlauf zu treffen sind («rechts abbiegen»). Die Methode funktioniert einwandfrei in Umgebungen, die mit klaren Orientierungspunkten und Vorzugsrichtungen versehen sind, etwa in Form von Straßen und Kreuzungen. Piloting hat auch klare Vorteile, wenn es darum geht, Streitigkeiten beim Wandern zu vermeiden, jedenfalls in den meisten Fällen: «An der großen Eiche nach links.» – «Aber das ist ein Ahorn.» In der Praxis neigt der Kartograf im Kopf allerdings wieder dazu, Orientierungspunkte so zu verschieben, dass sie an besseren, geeigneteren Orten liegen. Der große Baum steht eventuell nur im Kopf der beschreibenden Person direkt an der Abzweigung, in Wirklichkeit aber 200 Meter weit weg.

Wir hantieren intern also mit zwei Arten von Navigationshilfen, zum einen mit so etwas Ähnlichem wie Landkarten («konfigurale» Informationen), zum anderen mit Routenbeschreibungen («prozedurale» Informationen). Das Gehirn hält nichts davon, beide Kategorien strikt zu trennen. In manchen Gegenden arbeitet es vorzugsweise mit Landkarten, in anderen mit Routen, in den meisten Fällen jedoch mischt es beide Sorten Information. Man könnte annehmen, dass landkartenförmige Daten vorzuziehen sind, weil sie nicht nur eine einzige Strecke beschreiben, aber das Gehirn ist anderer Ansicht. Routenbeschreibungen brauchen zum Beispiel deutlich weniger Speicherplatz und sind schneller abrufbar. In einer Studie wird berichtet, dass Pflegekräfte auch nach Jahren der Arbeit in einem Krankenhaus im Wesentlichen mit Hilfe von prozeduralen Informationen navigieren und keine rechte Ahnung von der Anordnung der Räume haben. Entweder sind Krankenhäuser einfach prinzipiell übermäßig kompliziert angelegt, oder aber die Herausbildung einer echten inneren Landkarte setzt einen bewussten Lernvorgang voraus.

Männer, Frauen, Vorurteile

Es könnte auch damit zu tun haben, dass Pflegekräfte sehr häufig Frauen sind. Die Forschungslage zu Unterschieden in der Orientierungstechnik von Männern und Frauen ist zwar bislang recht widersprüchlich, aber in diesem Punkt scheint man sich einig zu sein: Männern fällt es leichter, sich landkartenartige Informationen zu merken, während Frauen sich lieber an bestimmten Punkten orientieren. In der Praxis kommt es wahrscheinlich gar nicht so sehr darauf an, ob man sich an Routen oder an Wegpunkten orientiert. Beides kann gut oder schlecht sein, je nach Umgebung und Art der zu bewältigenden Navigationsaufgabe.

Allerdings schätzen Frauen ihren Orientierungssinn etwas schlechter ein als Männer, wenn man sie danach befragt. Ob sie mit dieser Einschätzung recht haben und sich tatsächlich häufiger verirren, ist eine andere und gar nicht so leicht zu untersuchende Frage. Generell hängt die Meinung über den eigenen Orientierungssinn offenbar stark davon ab, wie gut man sich in der letzten Zeit zurechtgefunden hat. Wer gerade erst erfolgreich eine Abkürzung entdeckt hat, wird seinen Orientierungssinn für besser halten als jemand, der sich eben noch auf dem Weg zum Universitätsinstitut verirrt hat, in dem die Befragung stattfindet. Auf Selbstauskünfte ist also nicht unbedingt Verlass. Auch die Statistiken über Rettungseinsätze am Berg und in der Wildnis sind keine echte Hilfe, weil wenig über das Zahlenverhältnis von Frauen und Männern bei Outdoor-Aktivitäten bekannt ist. Männer müssen etwa doppelt so oft aus Verirrungen gerettet werden wie Frauen, aber solange niemand nachzählt, ob Männer womöglich zehnmal so häufig wie Frauen auf Bergen und in der Wildnis unterwegs sind, sagt diese Zahl nichts aus. Gemischte Gruppen aus Männern und Frauen erschweren die statistische Analyse weiter.

In Orientierungsexperimenten, die meistens mit Studierenden auf dem verwirrenden Gelände ihrer Universitäten durchgeführt werden, schneiden Männer und Frauen jedenfalls trotz unterschiedlicher Praktiken letztlich gleich gut ab. Man nimmt derzeit an, dass die Unterschiede im Orientierungsverhalten eher auf unterschiedliche Vorlieben als auf angeborene geschlechtsspezifische Fähigkeiten zurückgehen. Auch die Größe des Reviers, in dem man als Kind frei herumgelaufen ist, scheint eine wichtige Rolle für die späteren Orientierungsgewohnheiten zu spielen, und dieses Revier ist bei den meisten Jungen größer als bei Mädchen.

Ob Frauen, wie man immer wieder hört, eher als Männer bereit sind, im Zweifelsfall nach dem Weg zu fragen, ist eine ungeklärte Frage. Zuverlässige Untersuchungen dazu gibt es nicht, und es handelt sich womöglich um eine moderne Legende, die sich mit jedem Nach-dem-Weg-Fragevorgang selbst verstärkt. Einer Umfrage der AAA (dem US-Äquivalent zum ADAC) aus dem Jahr 2005 zufolge fragen Männer und Frauen gleich selten, nämlich in etwa einem Drittel aller Fälle, nach dem Weg, wenn sie sich verfahren haben. Eine andere Studie eines US-Marktforschungsinstituts aus demselben Jahr hingegen findet einen deutlichen Unterschied. (Dieselbe Studie ergibt allerdings auch, dass 45 Prozent aller Befragten nicht imstande waren, sich die so erfragten Wegbeschreibungen zu merken.) Falls eines Tages doch noch nachgewiesen wird, dass Frauen signifikant häufiger nach dem Weg fragen, könnte das daran liegen, dass Frauen weniger Vertrauen in ihre eigenen Orientierungsfähigkeiten haben. Es läge nahe, dass sie sich früher als Männer verirrt fühlen und das Bedürfnis haben, sich durch Rückfragen zu vergewissern. Ein Drittel der in der zweiten Studie befragten Männer gab übrigens als Begründung für ihren Frageunwillen an, die Herausforderung des selbstständigen Herumirrens mache ihnen Spaß.

Lernen und Verlernen

Überwältigende Beweise findet man hingegen für die Erlernbarkeit des Navigationsvermögens. Die Fähigkeit zum Orientieren und damit auch zum Verirren ist kein Geschenk des Himmels, das man entweder hat oder nicht, sondern man kann sie sich aneignen. Selbst der oben beschriebenen vollständig orientierungslosen Patientin gelang es, nach sechswöchigem Training ihre Fähigkeit zum Herausbilden innerer Landkarten deutlich zu verbessern. Ein spezifisches Beispiel für eine Fähigkeit, die man lernen kann, ist die Auswahl von Orientierungspunkten, die man sich in einer Gegend merkt und mit deren Hilfe man Piloting-Anweisungen im Gehirn speichert. Erfahrene merken sich eher unveränderliche Fixpunkte, große Steine etwa, während Laien auch Dinge auswählen, die veränderlich und damit weniger brauchbar sind, Schneefelder oder Werbeplakate zum Beispiel.

Aber Navigation ist nicht wie Schwimmen oder Radfahren,

das man einmal lernt und für immer beherrscht. Orientierung ist eine der komplexesten Fähigkeiten des menschlichen Gehirns, sie reift langsam heran und bleibt nicht ewig erhalten. Unterschiedliche Lebensalter bringen unterschiedliche Zurechtfindeprobleme mit sich. Aus dem Rettungswesen ist bekannt, dass verirrte Kinder im Alter von bis zu sechs Jahren mit die höchsten Überlebenschancen aller Bevölkerungsgruppen haben, weil sie ihren Instinkten folgen und sich, wenn sie müde sind, einfach hinsetzen, anstatt um jeden Preis ein bestimmtes Ziel anzustreben. Sie haben sich noch gar keine Vorstellung von der Welt gebildet, die jetzt in Widerspruch zu den äußeren Umständen geraten könnte. Kinder zwischen sieben und zwölf Jahren haben diese Instinkte verloren, aber noch nicht durch Navigationskenntnisse und brauchbare Konzepte zu ihrer eigenen Rettung ersetzt. Sie fassen einen ungeeigneten Plan, den sie dann mit großer Entschlossenheit umsetzen. Ihre Wiederfindeprognose ist deutlich schlechter als die jüngerer Kinder.

Erwachsene verfügen im günstigsten Fall über ausgefeilte Orientierungstechniken. Aber auch diese Fähigkeiten scheinen im Alter wieder nachzulassen. Die Beobachtungen des schon häufiger zitierten, zum Zeitpunkt der Entstehung seines Buchs über siebzigjährigen Erik Jonsson deuten darauf hin, dass es sich dabei nicht um die Auswirkungen fehlender Übung, sondern um physiologische Vorgänge handelt. Auch Reinhold Messner berichtet vom Abbau seiner Orientierungsfähigkeiten: «In senkrechten Felswänden sich orientieren ist eine Kunst, eine große Kunst. Also wenn ich keiner Route folge, sondern einer neuen, meiner eigenen Route folge, die ja nicht da ist, sondern beim Klettern entsteht. Das ist eine große Kunst, die man nicht für ewig kann. Ich kann das heute nicht mehr so gut wie früher. Mit 20 Jahren oder mit 25 Jahren hatte ich einen Instinkt dafür, da habe ich mich unter tausend Mal einmal vertan. Jetzt würde ich mich jedes zweite Mal vertun. Obwohl ich das konnte. Es ist mir nicht geblieben.» Größere Erfahrung kann diesen Verlust bis zu einem gewissen Grad ausgleichen – Messners nachlassendes Orientierungsvermögen ist sicherlich immer noch besser als das vieler anderer Menschen gleich welchen Alters.

Von inneren und äußeren Karten

Obwohl wir intern Informationen nicht notwendigerweise als richtige, echte Landkarten abspeichern, sind physische Landkarten tatsächlich eine sehr effektive Hilfe beim Erstellen von Mental Maps. Einen Beleg dafür liefert eine Arbeit von Robert Lloyd aus dem Jahr 1989: Zwei Testgruppen wurden gebeten, Richtungs- und Entfernungsabschätzungen auf der Grundlage ihres Wissens über eine bestimmte Stadt, Columbus in South Carolina, abzugeben. Während die Teilnehmer in der ersten Gruppe mindestens seit zwei Jahren in Columbus leben, stammt das Wissen der zweiten Gruppe lediglich aus einigen Minuten Kartenstudium. (Genau genommen wurde der zweiten Gruppe weisgemacht, es handle sich nicht um Columbus, sondern um Fargo in North Dakota, nur zur Sicherheit.) Das vielleicht überraschende Ergebnis: Die Fargo-Gruppe wusste besser in Columbus Bescheid als die Columbus-Gruppe.

Das Experiment sollte allerdings nicht so verstanden werden, dass Kartenbetrachten der Weisheit letzter Schluss ist. Karten verbessern die konfigurale Kenntnis einer Gegend, aber nicht die Routenkenntnis. Sie helfen nicht beim Einprägen von Landmarken, von Steinen, Flussbiegungen und krummen Bäumen und von Piloting-Informationen. Dafür wiederum ist es vorteilhaft, eine Gegend durch Herumlaufen zu erkunden – oder Google Street View zu verwenden, eine Art Zwitter beider Techniken. Eine zentrale Erkenntnis, das Primat der Interaktion, lautet: Was man am Ende über eine Gegend weiß und wie es intern abgespeichert ist, hängt stark davon ab, wie man mit ihr interagiert. Lernt man die Umgebung durch Ansehen einer Landkarte kennen, so bleibt im Gehirn eine Landkarte zurück, geht man immer nur festgelegte Routen, so werden auch nur diese Strecken abgespeichert.

Für den Fall, dass richtige, echte Landkarten nicht zur Verfügung stehen, hat das Gehirn die Fähigkeit entwickelt, Beschreibungen von Orten in Mental Maps zu übersetzen. Die Älteren erinnern sich vielleicht an Zeiten, in denen man zur Erklärung einer Route nicht einen Link verschickte, sondern die Route in Textform beschrieb. Das Gehirn kann entweder direkt den Text abspeichern oder aber aus dem Text Landkarten erzeugen und nur diese dauerhaft ablegen. Der zweite Weg erspart später im Gelände die Umrechnung von Text in Karte, hat aber den Nachteil, dass die eigentliche Informationsquelle, der Text, verloren geht. «An der Südflanke des Mount Ettrick entlang zog sich eine Autostraße erst quer durch Onkwedo und dann weiter gen Osten. Kreuz und quer durch die bewaldete Ebene verliefen zahlreiche ungepflasterte Straßen und Fußpfade, und zwar innerhalb des Landdreiecks, das von der relativ gewundenen Hypotenuse eines gepflasterten Landwegs, der sich nordöstlich von Onkwedo zu ‹Den Kiefern› schlängelte, der langen Kathete der bereits erwähnten Autostraße und der kurzen eines Flusses gebildet wurde, den beim Mount Ettrick eine Stahlbrücke und bei Cook's eine Holzbrücke überspannte.» Haben Sie nach dem Lesen der vorangehenden Sätze ein Bild im Kopf, die Sätze oder keins von beidem?

Prozedurale Wegbeschreibungen, also solche mit «An der dritten Ampel rechts»-Angaben, werden von Versuchspersonen als hilfreicher empfunden als solche, die im Kopf der Wegsuchenden eine ungefähre Karte zu erzeugen versuchen. Dieser Eindruck trügt allerdings, denn mit den als weniger hilfreich eingestuften Beschreibungen kommen die Versuchspersonen im Experiment schneller ans Ziel. Das Hauptproblem einer Routenbeschreibung ist, dass sie in dem Moment sinnlos wird, wenn man vom vorgesehenen Weg abweichen muss. Welche Ampel ist «die dritte von rechts», wenn man schon an der ersten auf eine Umleitung ausweichen muss? Ein Mensch mit einer noch so rudimentären Karte im Kopf kann hier improvisieren und am Ende doch noch zum Ziel finden. Wer nur über einen Zettel mit genauen Abbiegeanweisungen verfügt, ist verloren. Bestimmt ist es vernünftig, dass Navigationsgeräte uns beide Varianten liefern: sowohl eine Kartenansicht als auch eine mit freundlicher Stimme vorgetragene Beschreibung, die sich ohne weiteres anpasst, wenn man vom vorgesehenen Weg abkommt.

Dass Navigationssysteme sich so bereitwillig den unterschiedlichen Wünschen ihrer Benutzer fügen, ist – neben Kulturpessimismus – auch der Grund für die in den letzten Jahren gängige Klage, GPS ruiniere endgültig das letzte bisschen Orientierungssinn, das der Menschheit noch geblieben sei. Folgt man gleichgültig den Anweisungen des Geräts, dann lässt die Fähigkeit zum Herausbilden mentaler Karten tatsächlich nach, dafür gibt es mittlerweile erste experimentelle Belege. (Ob das den Untergang des Abendlandes bedeutet oder nicht, ist eine andere Frage. Schließlich halten sich die Nachteile durch taschenrechnerbedingt nachlassende Kopfrechenfähigkeiten bisher auch in Grenzen.) Wer sich andererseits einen etwas größeren Kartenausschnitt anzeigen lässt und nicht «Fahrtrichtung ist oben», sondern «Norden ist oben» wählt, erhält die Gelegenheit, die auf jeder mentalen Karte vorhandenen Verzerrungen der Realität allmählich zu korrigieren. In jedem Fall erweitert GPS-Nutzung die innere Karte, indem es uns ermutigt, hin und wieder neue Routen auszuprobieren.

Die wesentliche Schlussfolgerung aus all diesen Erkenntnissen ist auf der nächsten Seite auf einer Karte von Lüdenscheid vorgeführt: Mental Maps sind nicht vergleichbar mit richtigen Landkarten. Von bestimmten Stellen werden zweidimensionale Draufsichten abgespeichert, von anderen Gegenden lange «Programme», Listen von Anweisungen, wie von A nach B zu gelangen ist. Anderswo liegen geografische Beschreibungen in Textform herum oder Bilder von einzelnen markanten Landmarken, und wieder andere Orte sind vollkommen schwarz auf der inneren Landkarte. Es sieht da drin aus wie Google Maps in unordentlich. Zudem ist der mentale Raum klar anders als der echte Raum. Landkarten werden auf ein rechtwinkliges Raster verzogen, Orte hierarchisch geordnet und zu Gruppen zusammengefasst, Strecken wirken asymmetrisch und verzerrt. Unter all diesen Umständen erscheint es wie ein kleines Wunder, dass jemals ein Mensch ordnungsgemäß von A nach B, oder sagen wir zur Abwechslung von X nach Y, gelangt ist.

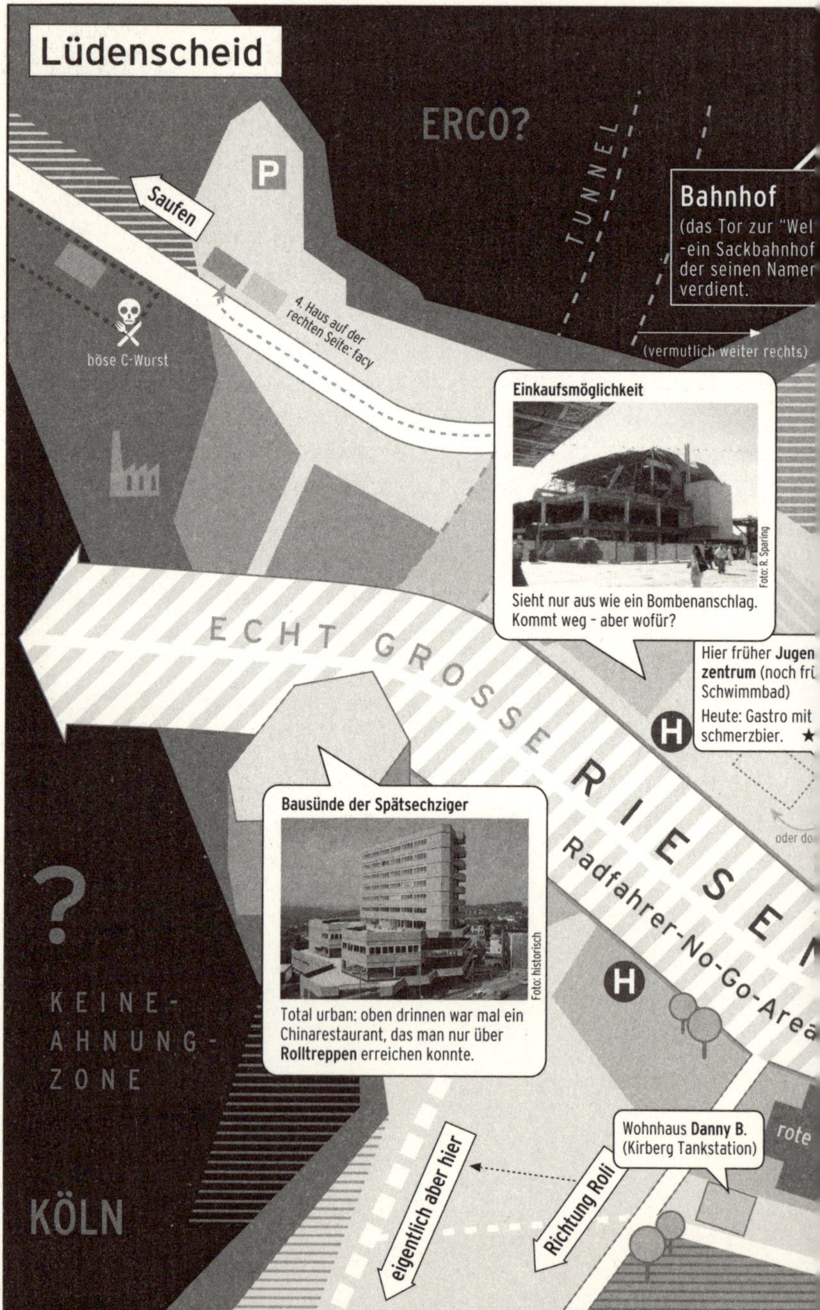

Lüdenscheid
ERCO?
P
Saufen
TUNNEL
Bahnhof
(das Tor zur "Wel
-ein Sackbahnhof
der seinen Namer
verdient.
(vermutlich weiter rechts)
4. Haus auf der rechten Seite: facy
böse C-Wurst
Einkaufsmöglichkeit
Foto: R. Sparing
Sieht nur aus wie ein Bombenanschlag.
Kommt weg - aber wofür?
ECHT GROSSE RIESEN
Hier früher Jugen
zentrum (noch frü
Schwimmbad)
Heute: Gastro mit
schmerzbier.
H
oder do
Radfahrer-No-Go-Area
Bausünde der Spätsechziger
Foto: historisch
Total urban: oben drinnen war mal ein
Chinarestaurant, das man nur über
Rolltreppen erreichen konnte.
?
KEINE-
AHNUNG-
ZONE
H
KÖLN
eigentlich aber hier
Richtung Roli
Wohnhaus Danny B.
(Kirberg Tankstation)
rote

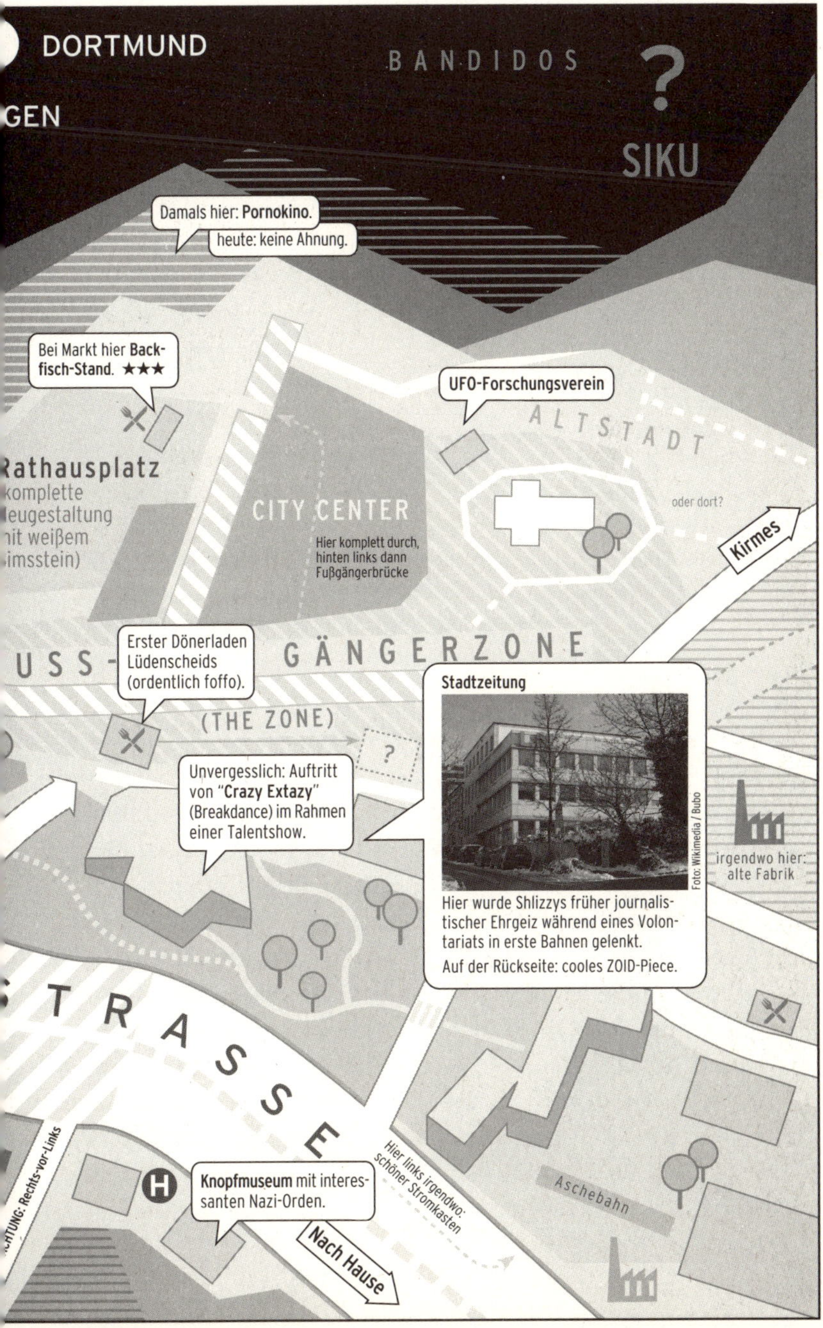
DORTMUND
BANDIDOS
?
GEN
SIKU
Damals hier: Pornokino.
heute: keine Ahnung.
Bei Markt hier Back-fisch-Stand. ★★★
UFO-Forschungsverein
ALTSTADT
Rathausplatz
komplette
eugestaltung
nit weißem
imsstein)
CITY CENTER
Hier komplett durch, hinten links dann Fußgängerbrücke
oder dort?
Kirmes
Erster Dönerladen Lüdenscheids (ordentlich foffo).
USS-GÄNGERZONE
(THE ZONE)
?
Stadtzeitung
Foto: Wikimedia / Bubo
Hier wurde Shlizzys früher journalistischer Ehrgeiz während eines Volontariats in erste Bahnen gelenkt.
Auf der Rückseite: cooles ZOID-Piece.
Unvergesslich: Auftritt von "Crazy Extazy" (Breakdance) im Rahmen einer Talentshow.
irgendwo hier: alte Fabrik
TRASSE
Hier links irgendwo: schöner Stromkasten
Aschebahn
HTUNG: Rechts-vor-Links
H
Knopfmuseum mit interessanten Nazi-Orden.
Nach Hause

Verirrensursachen III

Auf einmal, welch Erstaunen! Ich schrie laut auf. Der Professor kam eilig herbei.
«Was giebt's, fragte er.
– Dieser Compaß! ...
– Nun?
– Seine Nadel weist auf Süden und nicht auf Norden!
– Was sagst Du?
– Sehen Sie! Die Pole verkehrt.
– Verkehrt!»
Mein Oheim schaute, verglich und sprang auf, daß das Haus erzitterte. Welches Licht drang auf einmal in seinen und meinen Geist!

Jules Verne: «Reise nach dem Mittelpunkt der Erde»

Der Ärger

Orientierung im Raum und Wegfindung gehören zu den komplizierteren Aufgaben des menschlichen Gehirns. Daher sind sie sehr anfällig für störende Einflüsse wie Stress, Müdigkeit, Ärger oder Alkohol. Erik Jonsson listet in «Der innere Kompass» mehrere Beispiele dafür auf, in denen er sich – trotz eines ansonsten sehr präzisen Orientierungssinns – verirrt, weil er müde ist, unter Jetlag leidet oder gerade eine unangenehme Zahnbehandlung hinter sich hat. Auch die unter «Die Ablenkung» im Kapitel *Verirrensursachen I* (S. 39) beschriebene Verirrung des Ethnologen Lévi-Strauss im brasilianischen Dschungel hat eine Vorgeschichte. Lévi-Strauss kommt von einem sehr unbefriedigend verlaufenen Treffen mit einem Häuptling der Nambikwara. «Die abgebrochene Zusammenkunft sowie die Mystifizierung, zu deren Werkzeug ich unwissentlich geworden war, hatten ein gereiztes Klima geschaffen; zu allem Überfluss litt mein Maultier an Mundfäule. Ungeduldig sprang es vorwärts oder blieb plötzlich stehen; wir zankten uns ständig.» Schlechte Laune geht in so vielen Berichten einem Verlust der Orientierung voraus, dass auch hier das Maultier und der Häuptling vermutlich ihren Teil zur darauffolgenden Verirrung beigetragen haben.

Die Trennung von Begleitern kann ein Symptom dieses Ärgers sein. Betrachtet man Berichte von Rettungseinsätzen, dann geht dem eigentlichen Unglück in vielen Fällen eine Trennung der Gruppe voraus. Die Ursachen des Unfalls oder der Verirrung werden in solchen Berichten nicht sehr präzise erfasst, aber da es nicht viele Gründe gibt, sich unterwegs von angenehmen Mitmenschen zu trennen, darf man hier einen im Unfallbericht unerwähnten Konflikt vermuten. Konflikte in einer Gruppe können wie die Mundfäule des Maultiers die Konzentration auf sich ziehen, die man eigentlich zur Orientierung im Gelände bräuchte. Das geht auch ganz ohne Begleiter, denn der Mensch kann sich sehr gut alleine ärgern. Der Autor Ulf Mailänder berichtet: «Ich habe mich in den Dolomiten verirrt und stand plötzlich mitten in Skigebieten, wo ich eigentlich nicht sein wollte. In diese Empörung habe ich mich immer mehr hineingesteigert, wie unmöglich das ist, dass die ganzen Alpen verschandelt werden mit diesen Skigebieten, überall Hindernisse! Man kann gar nicht mehr wandern! Der Wintersporttourismus! Und so weiter. Wenn man alleine ist, kann man sich ungehindert in seinen Ärger hineinsteigern, weil man durch nichts abgelenkt ist. Man sieht gar nichts mehr, man wird geistig eng, und wenn man dann vor eine Wand läuft oder der Weg nicht mehr weitergeht, ist das nur noch eine äußere Umsetzung eines inneren Zustands. Die innere Disharmonie führt dazu, dass man äußerlich nicht mehr auf dem Weg ist, auf dem man sein sollte.» Als Ausgangspunkt für Freizeitverirrungen eignet sich «Der Ärger» nur wenig; er ist einfach zu ärgerlich.

Die Unbewusste Annahme

Die Karte im Kopf wird bei den meisten Menschen von schlampigen Kartografierhilfskräften hergestellt, die nicht besonders aufmerksam verfolgen, wie oft man beim Verlassen des U-Bahnhofs in welche Richtung abgebogen ist. Die so entstehenden weißen Flecken auf der Karte werden dann auf gut Glück mit Halbwahrheiten gefüllt. Dabei halten sich die Kopfkartografen an ein paar einfache und leider oft falsche Faustregeln.

Da nur wenige Städte auf der Welt so zuvorkommend sind, sich den Vorlieben des Orientierungssinns zu fügen, führt die Annahme einer rechtwinklig eingerichteten und sauber genordeten Welt häufig zu Komplikationen. Selbst New York mit seinem praktischen, weitgehend logischen Straßensystem verwirrt die Bürger dadurch, dass die Straßen Manhattans auf den meisten öffentlichen Stadt- und U-Bahn-Plänen genau in Nord-Süd- und Ost-West-Richtung verlaufen. In Wirklichkeit ist die Halbinsel aber um 30 Grad nach Osten gekippt. Schwierig sind insbesondere Städte, in denen sich schachbrettartig angelegte Stadtteile mit älteren, historisch gewachsenen abwechseln oder in denen Gegenden mit rechtwinkligen Straßen in schiefen Winkeln an andere rechtwinklige Gegenden stoßen. Das ist in fast allen Städten der Welt der Fall.

Eine unvorteilhafte Einrichtung der Natur sind auch Küstenstücke, die nicht der allgemeinen Küstenrichtung folgen. Wer sich in einem Urlaub in Kapstadt nicht mit der Geografie der Stadt vertraut gemacht hat, wird mit Verwirrung die Sonne im Westen aufgehen sehen. Aus Teilen der Innenstadt blickt man aufs Meer hinaus – aber nicht, wie man annehmen

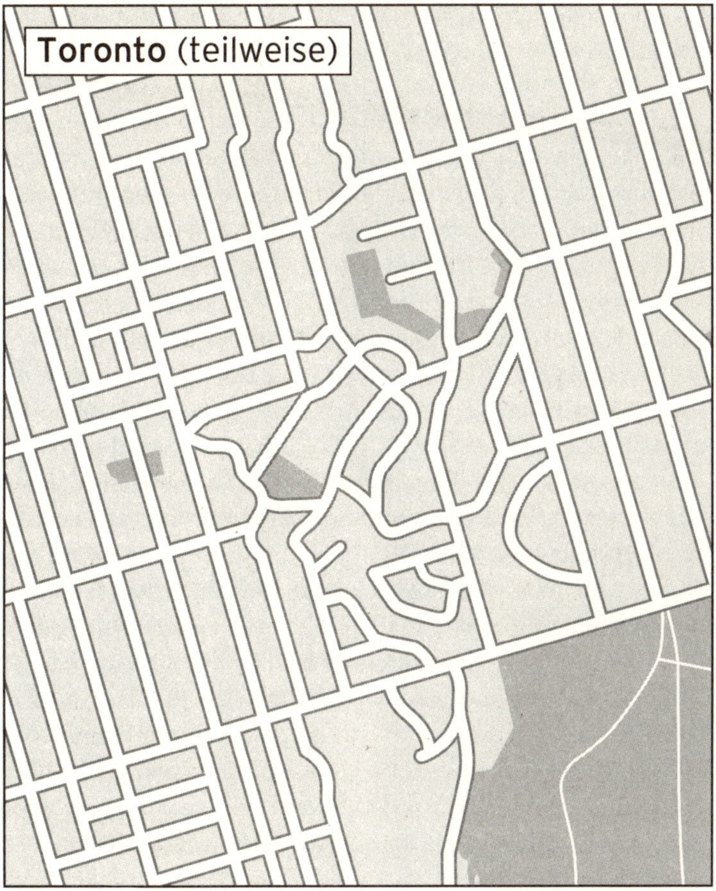

möchte, Richtung Südpol, sondern nach Norden. Empörende Verhältnisse, mit denen am Südzipfel Afrikas niemand rechnen kann.

Manche Annahmen formt man als Kind anhand der Heimat: Ist man in der Rheinebene aufgewachsen, nimmt man bei unbekannten Flüssen leicht an, dass sie nach Norden fließen. Hat man sich als Kind an den Anblick der Donau gewöhnt, fließen fremde Flüsse eher nach Süden. Ebenso vermutet man Meere und Gebirge in Zweifelsfällen in der Richtung, an die man sich als Kind gewöhnt hat.

Auch über das Innere von Gebäuden hegen wir Vermutungen, die nicht unbedingt ins Bewusstsein vordringen. Auf der Nordhalbkugel wohnende Menschen gehen davon aus, dass Fenster eher auf der Südseite angebracht sind und einfallendes Licht nicht von Norden kommt. Das kann bei Besuchen auf der Südhalbkugel zu Verwirrung führen. Und Erik Jonsson nimmt ausgehend von seinen eigenen Erfahrungen an, «dass wir uns im Inneren eines Gebäudes eher so orientieren, dass die Fenster wie der Eingang, durch den wir das Gebäude betreten haben, ausgerichtet sind. Anders gesagt, wir nehmen mit Vorliebe an, dass der Bereich draußen, den man vom Zimmer aus sieht, mit jenem, durch den man gekommen ist, korrespondiert.» Das funktioniert natürlich nur, wenn der Blick aus dem Fenster eine Gegend zeigt, die der, durch die man gekommen ist, einigermaßen ähnelt. Führen also vor und hinter dem Hotel Straßen vorbei, kann man den Blick aus einem nach hinten gelegenen Hotelzimmer bei flüchtiger Betrachtung für den Blick auf die Eingangsseite halten, und schon verdreht sich die Welt im Kopf um 180 Grad. Ein Hotel, dessen Fenster auf der einen Seite zur Straße und auf der anderen zum Meer oder auf einen grünen Innenhof hinausgehen, führt den Orientierungssinn weniger leicht in die Irre (und ist teurer).

Der Irreführende Weganfang

Ein Weg, der anfangs nach oben führt, ist ein Weg nach oben. Ein Weg, der anfangs nach rechts führt, ist ein Weg nach rechts. So denken Wandernde und haben damit meistens auch recht. In seltenen Fällen aber täuscht der Weg links an, um dann später doch noch nach rechts zu führen.

Der britische Entdecker Bill Tilman beschreibt diese Verirrensursache in seinem Bericht über die Erstbesteigung des Nanda Devi. Tilman, der Bergsteiger Charles Houston und ihr Sherpa Pasang gelangen an einen Fluss, der aus einem Gletscher entspringt. Tilman durchquert den Fluss gleich am Gletscher, während Pasang weiter unten eine bequemere Furt vermutet. Die drei folgen parallelen Wegen rechts und links vom Fluss zur nächsten Ansiedlung, Martoli. Tilman trifft dort am selben Tag ein, Pasang und Houston erst anderthalb Tage später. «Sie hatten den richtigen Pfad verlassen, weil er bergauf führte, weg vom Fluss und dem Dorf, und sie wurden weiter in die Irre geleitet durch den Anblick eines Mannes, der sich von Martoli aus dem Fluss näherte und dem sie vorschnell unterstellten, er wolle zu einer Furt.» Nebenbei ist hier der Einfluss einer zweiten Verirrensursache zu erkennen: «Die Anderen Menschen» (S. 119).

Der Starke Einfluss

Es ist nicht leicht, eine einmal eingeschlagene Richtung einzuhalten, wenn man gleichzeitig in eine andere gelockt wird. Anziehende Elemente sind Lichter im Dunkeln, Schiffe auf dem offenen Meer oder vermeintlich trockenere Stellen in einer nassen Gegend. Abstoßende Elemente können Regen, Schnee und Hagel im Gesicht oder ein vermuteter Abgrund im Nebel sein. Abstoßende und anziehende Elemente sind die Auslöser einer Verirrung der Literaturkritikerin Daniela Strigl, die im Lainzer Tiergarten spielt, einem Park bei Wien.

«Die ärgsten Verirrungen habe ich eigentlich immer erlebt, wenn ich mir vorgenommen habe, einen ganz zivilisierten, kleinen Spaziergang zu machen. Wir wollten eigentlich nur eine Stunde ganz gemächlich an die frische Luft gehen, mein Mann und ich, im Lainzer Tiergarten. Es war ein Samstag oder

Sonntag im Winter, jedenfalls waren wirklich viele Leute unterwegs. Wir sind auf einem geräumten Weg gegangen, und irgendwann hat uns der Hafer gestochen, und wir haben gesagt: Es ist so bevölkert hier, gehen wir einfach da ein bisschen den Hang hinauf.

Das Verführerische war in dem Fall eine Wildspur. Wir sind diese Spur entlanggegangen, schräg einen Hang hinauf, und sie hat sich natürlich, wie das immer mit den Wildspuren ist, verlaufen. Es wurde immer unangenehmer, als wir in das Lieblingssiedlungsgebiet der Wildschweine gekommen sind. Das Unangenehme waren nicht die Wildschweine, sondern die Losung. Überall war dieser Wildschweindreck. Man konnte kaum noch einen Schritt machen, ohne in den Dreck hineinzusteigen. Das war der Grund, warum wir uns ab einem bestimmten Punkt gedacht haben: Wir müssen hier raus, also nicht zurück zu dem gesicherten Weg, sondern raus aus diesem unangenehmen Gebiet und nicht wieder durch den Dreck, also sind wir immer weitergegangen. Irgendwann waren wir auf einer Kuppe, und da wurde der Schnee plötzlich tief. Wir hatten leichte Wanderschuhe an, wir waren eigentlich ohnehin overdressed für so einen Waldweg. Am Anfang sind wir noch gestapft, aber dann haben wir einfach keinen Weg gefunden. Wir wollten eigentlich nur eine Stunde gehen, wir hatten noch nichts gegessen, und dieses Stapfen ist immer anstrengender geworden, zum Schluss war der Schnee über kniehoch. Wie das möglich ist, dass unten kaum Schnee war und oben am Berg so viel, bei vielleicht 150 Meter Höhenunterschied, ich weiß es nicht. Es war wahnsinnig anstrengend, es war weit und breit kein Weg zu sehen, man hat keine Stimmen gehört. Die Sicht war nicht schlecht, es war sonnig.

Wir hatten auch ein Handy mit. Aber wir haben dann überlegt, wen wir da anrufen sollen. Die Nummer vom Lainzer Tiergarten? Am Wochenende ist da ja niemand, und wenn wir angerufen hätten und gesagt: Wir haben uns verirrt – die hätten uns ja ausgelacht. Es war uns dann doch peinlich, und es war ja auch nicht wirklich gefährlich. Aber wir hatten das Gefühl, von einem Moment auf den anderen in einer vollkommen anderen Welt zu sein als die Leute, die wenige hundert Meter von uns ihren Sonntagsspaziergang machten.

Und dann sind wir tatsächlich innerhalb des Tiergartens auf ein Gatter gestoßen. Jetzt haben wir aber nicht gewusst: Sind wir nun drinnen oder draußen? Also innerhalb eines weiteren Geheges oder außerhalb? Wir sind über dieses Gatter geklettert und haben gesagt, tja, vielleicht sind wir jetzt erst recht weg von dem Hauptweg, wo die Leute gehen. Nach einer weiteren halben Stunde Stapfen haben wir dann noch so ein Gatter gesehen. Und dahinter war der Weg, wo der Pulk gegangen ist. Wie die uns angestarrt haben, kann man sich vorstellen: Wir steigen vollkommen durchnässt, erschöpft und unmotiviert über so ein zwei Meter hohes Gatter, um uns dann wieder in den allgemeinen Strom einzureihen. So habe ich mich überhaupt noch nie gefreut über die vielen Wiener Spaziergänger wie in diesem Moment.»

Die abstoßenden Elemente sind hier die Menschenmengen und der Wildschweinkot, das anziehende Element eine Tierspur im Schnee. Wenn viele solche Einflüsse aufeinanderfolgen, kommt es zu ständigen Richtungsänderungen. Dabei greifen Verirrte alle paar Minuten nach einem neuen Strohhalm, obwohl sie gerade noch einen Plan gefasst hatten, der mit diesen Richtungsänderungen eigentlich unvereinbar ist. Zusammen mit dem Stress der Orientierungslosigkeit überfordern diese Richtungsänderungen schnell die Fähigkeit des Gehirns, sich den zurückgelegten Weg zu merken.

Es muss sich gar nicht um leicht erkennbare äußere Einflüsse handeln. Wenn hinter den rationalen Überlegungen, die man zur Wegfindung anstellt, andere, stärkere und dem

Bewusstsein unbekannte Motivationen lauern, genügt das schon, um einen schön ausgedachten Plan zunichtezumachen.

Die Freud'sche Fehlleistung

Sigmund Freud schildert in «Zur Psychopathologie des Alltagslebens» einen Fall aus seiner eigenen Erfahrung. Er sucht einen bestimmten Laden in Wien, dessen Auslage ihm «mit ungewöhnlicher visueller Lebhaftigkeit» vorschwebt. An den Namen der Straße kann er sich nicht erinnern, aber er erinnert sich genau, unzählige Male daran vorbeigegangen zu sein. «Zu meinem Ärger gelang es mir aber nicht, diese Auslage mit den Kassetten aufzufinden, obwohl ich die Innere Stadt nach allen Richtungen durchstreifte.» Schließlich findet er die gesuchte Adresse in einem «Adressenkalender» und stellt fest, dass er tatsächlich immer an der Auslage vorbeigegangen war – «jedes Mal nämlich, wenn ich die Familie M. besucht hatte, die seit langen Jahren in dem nämlichen Hause wohnt. Seitdem dieser intime Verkehr einer völligen Entfremdung gewichen war, pflegte ich, ohne mir von den Gründen Rechenschaft zu geben, auch die Gegend und das Haus zu meiden. Auf jenem Spaziergang durch die Stadt hatte ich, als ich die Kassetten in der Auslage suchte, jede Straße in der Umgebung begangen, dieser einen aber war ich, als ob ein Verbot darauf läge, ausgewichen.»

Das Verirren lässt sich hier als ein Missgeschick interpretieren, hinter dem nicht bloßer Zufall steckt, sondern eine versteckte Absicht, eine Botschaft des Unbewussten. In einem zweiten Beispiel unternimmt Freud eine Reise nach England, um seinen «gestrengen ältesten Bruder» zu besuchen. Er wünscht sich einen Tag Aufenthalt in Holland, der Bruder aber ist der Meinung, dafür sei auf dem Rückweg immer noch Zeit. In Köln findet Freud seinen Anschlusszug nach Rotterdam nicht, er fragt herum, irrt von Bahnsteig zu Bahnsteig und verpasst schließlich den Zug, der ihn zur Fähre bringen sollte. Er erwägt kurz, in Köln zu übernachten, nimmt dann aber den nächsten Zug nach Rotterdam und kommt dort so spät an, dass er gezwungen ist, den folgenden Tag in Holland zuzubringen. Freud erfüllt sich einen langgehegten Wunsch und besucht Museen in Den Haag und Amsterdam. «Erst am nächsten Vormittag, als ich während der Eisenbahnfahrt in England meine Eindrücke sammeln konnte, tauchte mir die unzweifelhafte Erinnerung auf, daß ich auf dem Bahnhofe in Köln wenige Schritte von der Stelle, wo ich ausgestiegen war, auf dem nämlichen Bahnsteig eine große Tafel Rotterdam – Hoek van Holland gesehen hatte. Dort wartete der Zug, in dem ich die Reise hätte fortsetzen sollen. Man müßte es als unbegreifliche ‹Verblendung› bezeichnen, daß ich trotz dieser guten Anleitung weggeeilt und den Zug anderswo gesucht hatte, wenn man nicht annehmen wollte, daß es eben mein Vorsatz war, gegen die Vorschrift meines Bruders die Rembrandtbilder schon auf der Hinreise zu bewundern. Alles übrige, meine gut gespielte Ratlosigkeit, das Auftauchen der pietätvollen Absicht, in Köln zu übernachten, war nur Veranstaltung, um mir meinen Vorsatz zu verbergen, bis er sich vollkommen durchgesetzt hatte.»

Sicher steckt nicht hinter jeder Verirrung eine geheime Agenda des Unbewussten. Wer ohne GPS im Nebel unterwegs ist, braucht keine psychoanalytischen Antworten auf die Frage zu suchen, warum er im Kreis läuft. Aber bei Verirrungen, die eigentlich nicht zustande kommen könnten, wenn der Kopf nicht in «unbegreiflicher Verblendung» alle Hinweise ignorierte, darf man schon mal einen misstrauischen Blick in Richtung Unbewusstes werfen.

Sehr viel Wasser

> Zwar sollten es nur 600 Meter bis zur Insel sein, aber mit ein bisschen Pech kann man bekanntlich auch in der Badewanne ertrinken. Außerdem war ich sicher, dass meine Ruderin längst vom Kurs abgekommen war – wonach sollte sie denn in der totalen Finsternis navigieren? Wir hatten ja nicht mal einen Blindenstock! Wahrscheinlich ruderten wir längst auf Australien zu, und wie schnell werden dann aus 600 Metern 2000 Kilometer!
>
> *Herbert Feuerstein: «Feuersteins Reisen», Kapitel «Vanuatu»*

Polynesien lässt sich ungefähr mit einem Dreieck umschreiben. Seine Ecken sind Hawaii, Neuseeland und die Osterinseln, die Seitenlänge beträgt etwa 10 000 Kilometer. Wenn man Polynesien auf Satellitenfotos im Ganzen betrachtet, so sieht es vor allem blau aus. 50 Millionen Quadratkilometer Wasser. Erst wenn man nah heranzoomt, erscheinen kleine grüne Punkte in der Landschaft, die meisten davon winzig, nicht größer als eine deutsche Kleinstadt. Nur sehr wenige davon haben es verdient, Flecken genannt zu werden, Fidschi zum Beispiel und die größte Insel von Hawaii, Big Island, beide mit etwa 100 Kilometern Durchmesser. Nimmt man Neuseeland aus, so besteht Polynesien zu 99,95 Prozent aus Meer. Es handelt sich um eine riesige Salzwasserwüste. Experten finden hier ideale Voraussetzungen zum Verirren. Polynesien ist doppelt so groß wie die Antarktis, fünfmal so groß wie die Sahara und fünfundzwanzigmal so groß wie Grönland. Solange sich die Menschheit bei der Besiedlung der Erde von Afrika nach Asien, Europa und Amerika ausdehnte, waren die einzigen

Hindernisse ein paar Flüsse und Gebirge, im Vergleich zum Pazifik alle winzig in ihren Ausmaßen, sowie Meeresarme, die zum Teil auch noch zugefroren waren. Ab und zu wurde es ein paar Jahrtausende lang recht kalt. Allmählich verlegt man das Dorf immer weiter in neue Gebiete. Im Vergleich dazu bedeuten Umzüge in Polynesien die Überquerung von Tausenden Kilometern haltlosen Pazifiks, ohne zu wissen, wo es hingeht und was einen dort erwarten mag. Man kann nicht einfach unterwegs anhalten und finden, dass es jetzt genug sei mit dem Umherfahren. Polynesien hat keinen Seitenstreifen.

Nach den gängigsten Theorien begann die Besiedlung Polynesiens zwischen 3000 und 1000 vor unserer Zeitrechnung, ausgehend wahrscheinlich von Taiwan. Etwa 1000 Jahre v. u. Z. werden Fidschi, Samoa und Tonga erreicht, noch einmal etwa 700 Jahre später Tahiti. Zwischen 300 und 500 nach der Zeitenwende schließlich werden die Osterinseln besiedelt, die Südostecke des polynesischen Riesendreiecks. Die beiden anderen Ecken, Hawaii im Norden und Neuseeland im Süden, werden circa 500 und 1000 erreicht. Noch eine Weile später setzten Menschen aus Polynesien vermutlich zum kontinentalen Festland Südamerikas über – mehr als 100 Jahre vor den Europäern von der anderen Seite, so folgert jedenfalls eine Studie aus dem Jahr 2007 anhand eines Hühnerknochenfundes an der Küste von Chile. Die ersten Hühner Amerikas kamen offenbar aus Polynesien.

Man muss berücksichtigen, dass die polynesischen Reisenden nicht mit geräumigen Luxusdampfern unterwegs waren, sondern mit Auslegerkanus. Diese Boote sind die Urform der heutigen Katamarane, das heißt, sie bestehen nicht aus einem, sondern zwei Bootsrümpfen, die durch Querstreben verbunden sind. Im Unterschied zu aktuellen Freizeitbooten fehlen dem antiken Auslegerkanu allerdings unzerbrechliches Plastik, Satellitentelefon, GPS, Sportunfallversicherung sowie die Option der Notrettung per Hubschrauber aus der Luft. In einer Zeit, in der sich die europäischen Seeleute kaum außer Sichtweite der Küste trauten, durchquerte man in Polynesien regelmäßig gewaltige Strecken ohne jede Sicht auf Land.

Die dabei auftretenden Risiken waren bereits erforscht. So kannten die antiken Tahitianer in der Zeit ihres Königs Tumunui acht Gefahren der Seefahrt: Korallenriffe, Seemonster, lange Wellen, kurze Wellen, Fischschwärme, das «Tier mit brennendem Fleisch», den im Auftrag von Ta'aroa handelnden Kranich und die sich am Horizont öffnende Riesenmuschel. Glücklicherweise wurden sechs davon von Tumunuis Neffen Rata besiegt, sodass nur noch lange und kurze Wellen übrig blieben.

Um sich die Arbeitsverhältnisse in Polynesien besser vorstellen zu können: Die antiken Boote waren wahrscheinlich maximal 20 Meter lang, hergestellt je nach Verfügbarkeit aus ganzen Baumstämmen oder aus einzelnen Planken. Angetrieben wurden die Kanus vorwiegend durch einfache Segelkonstruktionen, zusätzlich durch Paddel. Es gab kein Ruder, gesteuert wurde mit den Paddeln oder Segeln. Die beiden Rümpfe waren verbunden durch Holzstangen, stabilisiert zusätzlich mit Seilen. Holzplanken liefern ein einfaches Deck zum Leben, häufig nass, immer beengt, kaum privater Raum. Typischerweise absolviert man vier Stunden Schicht am Paddel oder Segel, gefolgt von acht Stunden sogenannter Freizeit. Bei Stürmen ist es gängige Praxis, das komplette Boot unter Wasser zu setzen, damit es nicht dem Wind ausgesetzt wird und stabil liegt. Lieber nass als tot, ist die Devise.

Die Geografie Polynesiens hat zur Folge, dass Navigation ungefähr die Bedeutung hat, die wir heute, sagen wir, der Wirtschaft zuschreiben. Wenn die Welt im Wesentlichen aus Meer besteht, wird der soziale Status von der Fähigkeit bestimmt, sich auf dem Meer zurechtzufinden. Lange ging man in der Forschung davon aus, die Menschen in Polynesien seien irgendwie anders im Kopf, dazu berufen, im Schlaf Norden von Süden unterscheiden zu können, ausgerüstet mit einem geheimnisvollen Kompass-Gen. In Wahrheit gibt es kein Geheimnis, sondern nur eine große Menge Wissen, das über Generationen aufgebaut, vermehrt und weitergegeben wurde. Die polynesische Navigation beruht auf einer Reihe von aufeinander aufbauenden Orientierungshilfen, die jeweils aneinander kalibriert werden. Am Anfang stehen die Himmelskörper. Sonnenauf- und -untergang sind die wichtigsten Zeiten des Tages. Polynesien kennt 32 Himmelsrichtungen, gleichmäßig über den Horizont verteilt. Die Richtungen heißen «Häuser» und sind kreativ benannt, nicht so technokratisch wie «Nordnordost». Es ist, als wäre der Horizont von altbekannten Gefährten bewohnt – Sonne, Mond, Planeten, Sterne, Winde, Vögel, Fische. Der Rumpf des Kanus ist mit Peilmarken versehen, die jeweils in eine dieser Richtungen zeigen. Steht die Sonne knapp über dem Horizont, so wird der Kurs des Kanus relativ zur Position der Sonne bestimmt und entsprechend korrigiert. Voraussetzung dafür ist, dass man exakt weiß, in welcher der 32 Richtungen die Sonne gerade auf- und untergeht. Leider hängt das nicht nur von der Jahreszeit, sondern auch von der geografischen Breite ab, was daran liegt, dass die Erde relativ zur Sonne schief im Weltraum steht. Vorteil für Polynesien: Rings um den Äquator ändert sich die Richtung zur Sonne nur minimal in Abhängigkeit von der eigenen Position auf der Erde, was die Arbeit ein wenig leichter macht. Nachteil für Polynesien: Abgesehen von ein paar Stunden rings um Auf- und Untergang steht die Sonne hoch über dem Horizont und wird daher zur Navigation unbrauchbar.

Von wie vielen Sternen wissen Sie etwa, in welcher Richtung sie in einer klaren Nacht zu finden sind? Vielleicht nur von einem (dem nördlichen Polarstern)? Von zehn oder zwanzig? Selbst in der Astronomie kennt kaum jemand mehr als hundert beim Namen. Der polynesische Sternenkompass arbeitet mit über 200 Sternen, deren Auf- und Untergangsorte den Navigierenden bekannt sind. Diese Orte ändern sich wiederum im Laufe des Jahres, was ebenfalls gelernt werden muss. Irgendein Stern geht immer gerade entweder auf oder unter, an einer für den jeweiligen Stern charakteristischen Position. Wenn man genügend Sterne kennt, verfügt man in klaren Nächten über einen leistungsfähigen Kompass.

In bewölkten Nächten oder wenn die Sonne hoch über dem Horizont steht, wird nach dem Wind oder der Dünung gesteuert. Im Unterschied zu den oberflächlichen Wellenbewegungen, die mit dem Auge erkennbar sind, versteht man unter Dünung langfristige, stabile Meeresströmungen, die nicht von kurzfristigen lokalen Windverhältnissen abhängen. Im Südpazifik zum Beispiel erzeugen die dominierenden Südostpassatwinde eine Dünung aus Südosten, die nach Stürmen länger anhält. Sie strömt von einem Haus des Kompasses zum gegenüberliegenden, um 180 Grad versetzten Haus. Manchmal ist die Dünung nicht sichtbar, sondern wird erfühlt, indem man sich auf den Boden des Kanus legt und den regelmäßigen Wasserbewegungen nachspürt.

Die Navigierenden bestimmen mit Hilfe von Sonne oder Sternen die Orientierung des Kanus in Relation zur Dünung. Je nachdem, aus welcher Richtung die Dünung kommt, hebt sich zuerst der Bug, dann der Mittelteil, dann das Heck des Kanus oder zuerst das Heck oder zuerst die Seite. Man gewöhnt sich an die Bewegung des Bootes und spürt, wie es sich mit jeder großen Welle in der Dünung auf und ab bewegt, welche Teile sich in welcher Abfolge heben und senken. Danach achtet man darauf, dass alles so bleibt und das Kanu sich immer im gleichen Rhythmus bewegt. Kompliziert wird es, wenn lokale Stürme die Dünung überschreiben oder wenn mehrere

Dünungssysteme aufeinandertreffen. Die Windrichtung ist weniger stabil als die der Dünung, kann aber als Zusatzinformation dienen.

Bis hierhin klingt das alles einfach wie eine große Fleißaufgabe. Dem eigentlichen Kern der polynesischen Navigationskunst kommt man erst dann näher, wenn man sich klarmacht, dass all diese Techniken erst entwickelt werden mussten – was nicht funktioniert, wenn man sich an Land befindet. Um zu wissen, wie die Sterne kurz vor Hawaii zu einer bestimmten Jahreszeit stehen, wie die Strömungen mitten im Pazifik verlaufen und wo all diese Inseln überhaupt liegen, muss man losfahren, ohne über dieses Wissen zu verfügen. Man darf nicht vergessen, dass nur diejenigen Menschen Kenntnisse weitergeben können, die am Ziel oder wenigstens an einem anderen Ort ankommen. Von den unzähligen fehlgeschlagenen Versuchen, den Pazifik zu überqueren, wird man nichts erfahren. Polynesiens Seeleute, die besten Navigatorinnen und Navigatoren der Welt, waren zunächst hauptsächlich verirrt.

Verirren ist ein zentraler Bestandteil der polynesischen Orientierungskunst. Das wird bei der Betrachtung einer weiteren wichtigen Navigationshilfe deutlich – den natürlichen Seemarken. Landmarken sind aus großer Entfernung klar erkennbare Orientierungspunkte, die sich zeitlich wenig verändern, zum Beispiel charakteristische Berge, Felsen oder Geländeformationen. Seemarken sind wie Landmarken, nur im Meer. Moment, wird man einwenden, aber ist nicht eine charakteristische Eigenschaft des Meeres eben, sich ständig zu ändern? Was soll eine Seemarke darstellen, in Zeiten, in denen es noch keine Hochseebojen gab? Seemarken sind zum Beispiel eine Gruppe Meeresschildkröten. Ein Schwarm Fliegender Fische. Ein Rochen mit einem roten Fleck über dem Auge. Ein großer Hai. Ein Areal mit Treibholz. Ein charakteristisches Muster in der Meeresoberfläche. Ein Bereich mit unzähligen Quallen oder Seeschwalben. Wasser, das sich in Temperatur und Geschmack vom Wasser anderer Gegenden unterscheidet. Oder Wale: Auf dem etwa 700 Kilometer langen Weg von Puluwat nach Eauripik, zwei Inseln in Mikronesien im Norden Papua-Neuguineas, findet man, so die Berichte, in regelmäßigen Abständen eine Reihe von Walen. Jeder Wal hat spezifische Merkmale und kann daher klar identifiziert werden. Natürlich sind Wale oder Fliegende Fische keineswegs so ortsfest wie ein vernünftiger Berg, was ihren Einsatz als zuverlässige Orientierungshilfe fragwürdig erscheinen lässt. Man muss sich das Konzept der Seemarken etwas anders vorstellen: Man versucht nicht etwa, die Wale zu finden. Aber wenn man sie zufällig findet, etwa weil man sich verirrt hat, weiß man ungefähr, wo man sich in Relation zum nächsten Land befindet. Man gelangt von einem Nichtwissen über die aktuelle Position zu einer groben Ahnung. In Gegenden, in denen nur spärliche Hilfsmittel zur Orientierung verfügbar sind, ist eine sehr ungenaue Information besser als gar keine.

Sterne, Sonne, Strömungen, Wale, alles schön und gut. Aber wie trifft man jetzt ohne Präzisionsinstrumente in einer mehrere tausend Kilometer großen Wasserwüste ein zehn Kilometer großes Eiland? Man versucht es gar nicht erst. Navigation mit natürlichen Mitteln ist keine exakte Wissenschaft. Ein paar Tage Sturm zum Beispiel können das kleine Boot um zig Kilometer vom Kurs abbringen. Der Himmel kann wochenlang bedeckt sein. Die Navigierenden machen Fehler. Allerdings gibt es zwei Arbeitserleichterungen: Zum einen sind die Inseln im Pazifik in den allermeisten Fällen nicht isoliert, sondern in Ketten und Gruppen angeordnet. Man muss nur irgendeine in derselben Gruppe treffen. Zum anderen macht sich die Anwesenheit von Land Hunderte von Kilometern im Voraus bemerkbar, zum Beispiel durch den Einfluss der Insel auf Art und Aussehen der Wolken und durch die von der Insel reflektierten Wellen. Einige Vogelarten verlassen morgens das Land, fliegen zur Arbeit auf offener See und kehren abends zielstrebig zurück. Man kann sie in einem Umkreis von bis zu 50 Kilometern um das Land beobachten und, kennt man ihre Lebensgewohnheiten, die Richtung und maximale Entfernung der nächsten Insel aus ihrem Verhalten ablesen.

Die besten Navigatorinnen und Navigatoren der Welt sind keine Wunderwesen, die auf magische Weise ihren Weg finden. Sie haben nur viel mehr Erfahrung mit ihrer Umgebung, als wir uns das gemeinhin vorstellen können. Und sie haben keine Scheu davor, sich zu verirren. Die Eroberung und Besiedlung von Polynesien muss man sich als ein viele Jahrhunderte andauerndes Versuch-und-Irrtums-Verfahren vorstellen, ganz ähnlich wie die einfachen Verirrungen aus dem Kapitel *Die erste Verirrung*, nur riskanter: Man fährt mit vagen Kenntnissen versehen ins Ungewisse und hofft das Beste. Wer durchkommt, wird den Kindern davon erzählen können, wie ein weißer Wal den Weg gewiesen hat. Ein neues polynesisches Navigationsinstrument ist gefunden.

Es dauert übrigens recht lange, bis man sich im Pazifik zurechtfindet, deutlich länger als, sagen wir, in Mitteleuropa und noch viel länger, als dieses Buch zu lesen. Die langwierige Schule der polynesischen Navigation wird heute weiter gepflegt. Nainoa Thompson, ein Navigator der Polynesian Voyaging Society, wurde von Mau Piailug aus Mikronesien ausgebildet. Als Thompson von seiner ersten Reise von Tahiti nach Hawaii zurückkam, sagte Mau zu ihm: «Ich bin sehr stolz auf dich. Das Meer enthält alles, was du jetzt noch wissen musst, aber es wird noch zwanzig Jahre dauern, bis du alles kannst.» Thompson war gerade nur mit den oben beschriebenen Hilfsmitteln 7000 Seemeilen quer durch den Pazifik gesegelt.

Das Prinzip Coolness

> Sich verirren, wenn man blind fragend von einem dummen Bauern auf den falschen Weg gewiesen wird, ist immer verdrießlich, aber irre gehen, wenn man mit Verstand verkehrt gesucht hat, ist gar oft ein rechter Segen. Wer mit Verstand und Studium irre geht, der macht überhaupt gar keine Irrwege, er macht höchstens Umwege.
>
> *Wilhelm Heinrich Riehl: «Wanderbuch», 1869*

Verirren ist anstrengend, daran führt kein Weg vorbei. Wer selten verirrt ist, wird beim Abhandenkommen der Orientierung eine Stressreaktion erfahren, die unter anderem Furcht beinhaltet. Stress klingt schlimm, ist aber nichts anderes als eine autonome Reaktion des Körpers auf einen außergewöhnlichen Reiz, ein Mechanismus, der dem Körper Lernen und Anpassung ermöglicht. Das Problem hier ist das Wort «autonom». Das hat man normalerweise nicht so gern: Es ist ohnehin alles schon schlimm genug, und dann macht der Körper auch noch Dinge, über die man keine Kontrolle hat. Nicht genug, dass man mit der bedrohlichen Außenwelt klarkommen muss, zusätzlich verwandelt sich der eigene Körper in einen Feind. Zumindest sieht es auf den ersten Blick so aus.

Die drastischen Veränderungen, die im Körper unter Stress vor sich gehen, sind gut erforscht: Der Organismus wird mit einem komplizierten Cocktail aus Hormonen geflutet, deren Anwesenheit alle wesentlichen Prozesse im Gehirn beeinflusst. Herzfrequenz und Blutdruck steigen, Verdauungsprozesse werden gebremst und Energiereserven freigesetzt. Der Körper schaltet ein paar Gänge hoch, um mit den außergewöhnlichen Anforderungen zurechtzukommen. Unter Stress ist nichts mehr so, wie es einmal war. Vor Prüfungen verhalten sich stressgeplagte Personen nicht mehr so, wie wir sie kennen; aus ruhigen und besonnenen werden entweder fahrige, nervöse oder aber hochkonzentrierte, scheinbar geistesabwesende Menschen. Unter Stress werden wir buchstäblich zu anderen Personen. Das gilt umso mehr, wenn die Reaktion auf konkrete Bedrohungen erfolgt. Lebensgefahr oder zumindest der Eindruck von Lebensgefahr ist selten; die meisten von uns kennen das Gefühl extremer Furcht höchstens aus Horrorfilmen. Wer mit sich selbst unter solchen Bedingungen klarkommen will, muss diese andere Person zunächst einmal kennenlernen.

Stress vermindert die Leistungsfähigkeit des Großhirns, eine wenig erfreuliche Auswirkung. Beeinträchtigt werden unter anderem das Lang- und Kurzzeitgedächtnis und die Auswertung von Sinneswahrnehmungen. Man übersieht Dinge, macht grobe Fehler und konzentriert sich oft auf eine einzige Sache, die man in der gegebenen Situation für wichtig hält, was aber nicht unbedingt stimmen muss. Menschen unter Stress treffen schlechte Entscheidungen. Das klingt zunächst wie ein schlechter Scherz der Evolution. Wann, wenn nicht in Notsituationen, sollte man dieses kiloschwere Organ da oben im Kopf bitte benötigen? Aber was für Einzelne in bestimmten Fällen schlecht funktioniert, muss für die Spezies Mensch nicht unbedingt von Nachteil sein. In den meisten Notsituationen ist keine Zeit, jede Entscheidung gründlich abzuwägen; die schnelle, emotionale Reaktion ist der im Mittel sicherste Weg, der Gefahr zu entkommen. Die Evolution konnte nicht ahnen, dass wir irgendwann einmal den Wunsch verspüren würden, unter Stress komplizierte Navigationsmanöver im Straßenverkehr zu veranstalten. Stress bevorzugt einfache, unüberlegte Reaktionen.

Der vielschichtige Komplex aus Stressemotionen und das Gefühl der Bedrohung sind für Verirrte keineswegs nutzlos. Schnelle Stressreaktionen sind vollkommen adäquat, wenn der Umgang mit der spezifischen Gefahrensituation kein Überlegen mehr erfordert, zum Beispiel wenn man ein Hase ist, der hakenschlagend davonläuft. Coolness ist die Fähigkeit, die nützlichen von den weniger nützlichen Emotionen zu trennen, die Kontrolle zu behalten und den Gefühlsrausch in extremen Situationen nicht die Oberhand gewinnen zu lassen. Selbstkontrolle ist das entscheidende Kriterium.

Das Überschießen der Stressreaktionen in Extremsituationen wird gemeinhin als Panik bezeichnet. Während Stress nützlich ist, führt Panik bei so komplexen Ausnahmesituationen wie dem Verirren meist ins Unglück. Das Mantra des Verirrprofis ist daher nicht «Ruhig bleiben» oder «Entspannen», sondern vielmehr: «Keine Panik». Es kann nicht schaden, beim ersten Anzeichen des Verirrtseins in einer potenziell gefährlichen Umgebung leise «Keine Panik» zu murmeln, um dem Körper damit zu signalisieren, dass zumindest das Mantra noch anwesend ist wie ein Stofftier, das man zum Einschlafen mitnimmt. Es ist ein Fixpunkt in der nun unbekannten Umgebung, eine Meditation, die die körperlichen Reaktionen zwar nicht abschaltet, aber doch im Zaum hält.

Andere Mechanismen, um den Impuls der Stressreaktion und die Angst abzumildern, sind schwarzer Humor und ein spielerischer Umgang mit der Situation. Wer spielt, experimentiert, und wer experimentiert, findet vielleicht die entscheidende Information oder Lösung, die den Rückweg eröffnet. In Berufsfeldern, die routinemäßig Gefahr und den Umgang mit Stress mit sich bringen, herrscht eine Art Humor, die von Außenstehenden gern als menschenverachtender Zynismus interpretiert wird. In Wahrheit dient alles dem professionellen Umgang mit Furcht. Die Stressreaktion inklusive

Furcht wird zum ständigen, gewohnten Begleiter. Boxtrainer Cus d'Amato beschreibt das wie folgt: «Angst ist wie Feuer. Es kann für dich kochen, es kann dein Haus heizen. Oder es kann dich abfackeln.» Niemand sollte in Extremsituationen ohne Furcht sein, aber sie muss an der Leine bleiben. Wer sich nie fürchtet, hat entweder zu wenig Respekt vor der Situation oder geht nicht weit genug. Im ersten Fall verkürzt man – siehe Kapitel *Risikomanagement* S. 152 – womöglich die eigene Lebenserwartung und verärgert die Hinterbliebenen. Im zweiten Fall bleibt man hinter den Möglichkeiten zurück und bringt sich zugunsten der Wiederholung des Bewährten um neue Erfahrungen. Außerdem hat die Angst ja auch ein unterhaltsames Element. Warum sonst würden so viele Menschen ihre Zeit mit Horrorfilmen, Achterbahnfahrten und Zahnarztbesuchen verbringen?

John Muir ist einer der Männer, die das Prinzip Coolness verkörperten, lange bevor wir einen Begriff dafür hatten. Im Jahr 1838 geboren in Dunbar im Südosten Schottlands, im Alter von elf Jahren mit den Eltern emigriert nach Amerika, weiterhin aufgewachsen auf einer Farm in Wisconsin. Muirs Vater, ein ultrareligiöser Despot, lässt seine Kinder sechs Tage die Woche 17 Stunden pro Tag auf dem Feld arbeiten. Muir studiert ein paar Jahre in Wisconsin, bevor er anfängt, durchs Land zu reisen und von Gelegenheitsjobs zu leben. In einer Kutschenfabrik in Indianapolis sticht er sich mit dem spitzen Ende einer Feile versehentlich ins rechte Auge, das dadurch erblindet. «Aus Mitleid», so Muir, erblindet das linke Auge wenige Stunden später auch. Einen Monat verbringt er in völliger Finsternis. Als die Augen wieder funktionieren, beschließt er, den Rest seines Lebens die Welt anzusehen. Dies ist der eigentliche Ausgangspunkt seiner Reisen. 1867 läuft er 1000 Meilen von Indiana nach Florida und reist dann nach Kalifornien, wo er sich direkt ins Yosemite Valley begibt, um dort den Großteil der nächsten Jahre zu verbringen. Weitere Reisen führen ihn in alle möglichen Gebirge, Wüsten und Vergletscherungen Nordamerikas. Muir wird zum Vater der Umweltschutzbewegung Amerikas. Die meisten Bilder zeigen ihn in seiner zweiten Lebenshälfte als weisen Mann mit langem, grauem Bart.

Verirrt war John Muir vermutlich nie. Beziehungsweise war er nach unseren Maßstäben meistens verirrt. Muirs Abenteuer beginnen normalerweise mit Zielen wie «Mal sehen, wie die Aussicht von diesem Berg da drüben ist» oder «Nachschauen, ob man den Canyon hochlaufen kann». Natürlich geht es nicht um Berge, auf die ein sorgsam gepflegter Weg führt, sondern in den meisten Fällen um vollständig unbekanntes Terrain. Muirs Verirrungen waren deutlich riskanter als die meisten anderen, von denen in diesem Buch die Rede ist. In der zweiten Hälfte des 19. Jahrhunderts war der Westen Amerikas eine Gegend mit wenigen Wegweisern und Wanderwegen. Heute ist es stellenweise nicht anders (siehe dazu Kapitel *Stadien der Verirrung*), aber zumindest gibt es Rettungshubschrauber.

Muir war weniger ein Abenteurer als ein Naturforscher. Aufgrund seiner Beobachtungen an den Felsen des Yosemite Valley in Kalifornien war Muir davon überzeugt, dass das Tal von Gletschern geformt worden sei, und dies zu einer Zeit, in der Gletscher der geologischen Literatur zufolge nur eine Nebenrolle in der Erdgeschichte spielten. Aufgrund von Gerüchten, es gebe eventuell Bäume, die größer seien als der Riesenmammutbaum, begibt sich Muir in fortgeschrittenem Alter mehrfach nach Europa (die Gerüchte stellen sich als haltlos heraus). Er schreckt absichtlich einen Bären auf, um seinen Gang beim Weglaufen zu studieren. Während des Lone-Pine-Erdbebens im Jahr 1872, eines der heftigsten in Kalifornien seit Menschengedenken mit einer Stärke von vermutlich acht oder höher auf der Richter-Skala, als im Yosemite gewaltige

Felsblöcke ins Tal fallen, läuft Muir nach draußen und sieht sich das Spektakel aus der Nähe an. Seine Begründung: «Ich war mir sicher, dass ich da etwas lernen konnte.»

Hier liegt eine wesentliche Lektion verborgen. Warum begeben sich Menschen in die Natur? Den meisten scheint es vorwiegend darum zu gehen, eine Route zu absolvieren, einen Berg zu besteigen, einen Plan zu erfüllen, mit dem Ziel, sich zu erholen oder sportlich aktiv zu sein. Wenn man eine Route hat, besteht die reale Gefahr des Verirrens, des Abkommens vom Weg. Muir und andere mit ähnlicher Geisteshaltung – zum Beispiel der schon erwähnte Tom Brown – begeben sich nach draußen, um etwas herauszufinden. Auch Erholung und körperliche Betätigung sind nur Nebeneffekt. Es gibt keinen Plan, keine Vorgaben, abgesehen von dem Ziel, möglichst viel Interessantes zu sehen. Wer nur mit diesem Vorsatz versehen in der Natur wandert, für den verliert Verirren seine Bedeutung. Auch in verirrtem Zustand kann man alles mögliche Interessante entdecken. Oder, wie der Botaniker Franz de Paula von Schrank 1784 notierte, nachdem er im Watzmann-Gebiet über dem Betrachten der Pflanzen die steinernen Wegmarkierungen aus den Augen verloren hatte: «Ein Naturforscher geht eigentlich niemals irre, und mich reuete es nicht, hierher gerathen zu sein.»

Offenbar führte Muir oft einen Kompass mit sich, jedoch keine Landkarte, weil es von den Gegenden, in denen er sich herumtrieb, noch keine gab. John Muir war auf seinen Unternehmungen meist alleine, und seine Berichte verzeichnen jedes Detail der Landschaft, sagen aber wenig über Muir selbst. Im Jahr 1880 erkundet Muir einen Gletscher im Südosten Alaskas, in Begleitung eines kleinen Hundes namens Stickeen, und zwar in einem heftigen Sturm. Es war keineswegs ein beklagenswertes Unglück, das Muir in den Sturm führte, im Gegenteil, er brach an diesem Morgen genau deshalb besonders enthusiastisch auf, weil der Wind tobte, denn «viele der besten Erfahrungen, die die Natur zu bieten hat, findet man in ihren Stürmen». Der Hund, in Fort Wrangel (dem heutigen Wrangell) an Bord des Schiffes geraten, mit dem Muir unterwegs war, kam eigenmächtig mit auf den Gletscher, obwohl Muir ihm dringend davon abgeraten hatte. Gerade wegen der Anwesenheit des Hundes und des Dialoges zwischen Hund und Muir enthält die Geschichte mehr Auskünfte über Muirs Innenleben als andere. Er hätte häufiger einen Hund mitnehmen sollen. Muir überquert den Gletscher und steigt dann an seiner Westseite bergauf, bevor er sich bei miserablen Sichtbedingungen und im dichten Schneetreiben durch ein Gewirr aus Eisspalten irgendwie einen Weg zurück auf die andere Seite sucht, auf der sich das Camp befindet. Insgesamt 17 Stunden irrt er an diesem Tag über den Gletscher, der etwa zehn Kilometer breit ist. Er hat nur einen Kanten Brot zu essen, läuft oft lange Strecken hin und her, und falls er sich jemals ausruht, verschweigt er das jedenfalls in seinem Bericht. Um dem Hund mit seinen kurzen Beinen das Fortkommen zu erleichtern, ist Muir gezwungen, an vielen Stellen Stufen ins Eis zu hacken. Auf dem Hinweg peilt Muir seine Richtung mehrfach mit dem Kompass, um sich den Rückweg zu erleichtern. Das ist das einzige Mal, dass im Text das Konzept Navigation oder Orientierung auftaucht. Die meiste Zeit lässt er die Topografie des Gletschers und die Anordnung der Eisspalten seinen Weg bestimmen. Ein vernünftiger Ansatz: Viel zu oft geraten Menschen in Bedrängnis, weil sie ihre geplante Route der Natur überstülpen wollen, ohne darauf zu achten, was die Natur dazu meint.

In der Stickeen-Episode findet sich auch eine der wenigen Gelegenheiten, bei denen man etwas über Sorgen und Ängste bei Muir erfährt, eine absolute Ausnahme (etwa: «Jetzt wurde ich doch etwas besorgt, wie ich denn im Blizzard den Rückweg finden sollte.»). Auf seinen Abenteuern ist er fast verdurstet, fast erfroren, fast von Steinen erschlagen worden, fast in Lawinen begraben worden, fast abgestürzt und außerdem abgestürzt, alles ohne gravierende Folgen. Hier, auf dem Gletscher in Alaska, ist er offenbar selbst für seine Verhältnisse eventuell verirrt, wenn auch nicht in Panik. Sorgen macht er sich übrigens vor allem um den kleinen Hund, den er ununterbrochen beim Überqueren der Spalten aufmuntert: «Im schlimmsten Fall rutschen wir ab, und was für ein großartiges Grab werden wir dann haben.»

In den meisten anderen Berichten Muirs zeigt sich ungebrochen das den Verirrprofis eigene Prinzip Coolness. Er investiert in lebensbedrohlichen Lagen keine Energie in Sorgen und Panik. Stattdessen setzt er sie ein, um sich für seine Umgebung zu interessieren. Unmittelbare Gefahr wird klar erkannt und realistisch eingeschätzt, hat aber ansonsten keine negativen Auswirkungen, im Gegenteil, sie scheint seine Sinne zu schärfen. Die Diskrepanz zwischen der Wahrnehmung Muirs in lebensbedrohlichen Lagen und der anderer zeigt sich vor allem dann, wenn er in Begleitung unterwegs ist. Während Muir noch von den wilden Blumen auf den Bergwiesen erzählt, machen sich seine Begleiter vorwiegend sorgenvolle Gedanken um ihre körperliche Verfassung, die Anstrengung des Aufstiegs oder um Muirs Geisteszustand. Muir kümmert sich nur um die Dinge, die er beeinflussen kann.

Das folgende Beispiel, obwohl ohne jede Verirrung, illustriert das Prinzip Coolness: Im April 1875 besteigt Muir in Begleitung des Bergsteigers Jerome Fay den vulkanischen Mount Shasta. Dieser Gipfel im Norden Kaliforniens ist 4317 Meter hoch und oberhalb von 3000 Metern von Gletschern bedeckt. Muir ist Teil einer kartografischen Expedition. Ziel ist es, auf dem Gipfel des Mount Shasta und gleichzeitig im Tal den Luftdruck zu messen, um die Höhe des Berges zu bestimmen. Die ersten zwei Messungen um neun Uhr morgens und mittags verlaufen nach Plan. Dann jedoch zieht ein Sturm auf. Obwohl das Unwetter vom Berg aus schon viele Stunden vorher zu sehen ist, bleibt Muir stur auf dem Gipfel, um die Messung um drei Uhr nachmittags durchzuführen. Zu diesem Zeitpunkt fallen bereits abwechselnd Schnee und Hagel, der Berg ist von dunklen Wolken umgeben. Muir und Fay packen das Barometer ein und ziehen sich hastig vom Gipfel zurück. Über den ersten Teil des Abstiegs, durch schnee- und eisbedeckte Felsen, in einem Inferno aus Wind und Hagel, in dem normale Menschen andere Sorgen hätten, berichtet Muir das Folgende: «Jedes Hagelkorn, soweit ich sehen konnte, war regelmäßig in seiner Form, sechsseitige Pyramiden mit einer runden Basis.» Muirs Wahrnehmung, den ganzen Tag fokussiert auf die Beobachtung der Wolken, der Felsen, der Vegetation, verschiebt sich durch die bedrohliche Lage nicht wesentlich. Die Temperatur fällt unter den Gefrierpunkt, aus Hagel wird Schnee, der Sturm geht mit Blitz und Donner einher, es wird schnell dunkel. Muir ist die objektive Lebensgefahr klar, aber sein Denken, soweit es dokumentiert ist, behält seine Klarheit. Muir und Fay sind gezwungen, die Nacht auf dem Berg zu verbringen; sie legen sich in die Nähe von heißen Quellen, wo der Boden durch vulkanische Gase aufgeheizt wird. In der langen Nacht verbrennen sie sich die Rücken, während die Gesichter im Blizzard erfrieren, sie atmen giftige Gase ein, die Kleidung ist vollständig gesättigt mit Eis und Schnee. «Aber nicht alles Leid war von jener bitteren und heftigen Sorte, die jeden Gedanken erstickt und die Fähigkeit zur Freude raubt.» Später berichtet Muir viele Details über Sturmwolken, fallende Schneeflocken und den Sternenhimmel in dieser Nacht.

Natürlich gibt es Gründe, warum John Muir, Tom Brown und andere sich in Bedrängnis cool verhalten und andere nicht. Sie sind sogar überraschend offensichtlich. Muir zum

Beispiel war durch ständiges Herumrennen in der Wildnis körperlich in derart überragender Verfassung, dass er bergauf, soweit überliefert, gut doppelt so schnell war wie trainierte Bergwanderer. Brown verfügt über so ausgefeilte Kenntnisse in Überlebenstechniken, dass er im Wald auch gut einfach wohnen könnte. Diese Art Kompetenz erlaubt es Muir und Brown, in kritischen Lagen gelassen zu bleiben – sie haben berechtigten Anlass zum Vertrauen in die eigenen Fähigkeiten. Diese Art Kompetenz ist außerdem nicht käuflich.

Darauf weist auch Mike Cawthorne hin, der im Winter 1997/98 in einem monatelangen Solomarsch alle 135 Eintausender Schottlands bestiegen hat, dokumentiert in seinem Buch «Hell of a Journey». Wie man in kritischen Lagen zurechtkommt? Hier seine schlichte Antwort: «Dass ich noch lebe, hat letztlich zwei Gründe: ein hohes Fitnesslevel und gesunder Menschenverstand. Beides kann man sich nur selbst aneignen und nicht lehren. Ernährung, Navigationsfähigkeiten, Ausrüstung, also die Dinge, um die es in Outdoor-Magazinen aus kommerziellen Gründen andauernd geht, sind vergleichsweise egal.»

Das ist die einfache Erklärung des Prinzips Coolness. Es steckt keine Magie dahinter, auch kein besonderes Talent. Es ist nicht so, dass manche es einfach können und andere nicht. Wie schon bei den auf den ersten Blick rätselhaften Navigationskenntnissen der polynesischen Seeleute ist auch hier vor allem Übung der Schlüssel zum Umgang mit Stresssituationen. Draußen sein und dort zurechtkommen ist eine empirische Wissenschaft.

Lob der Unsicherheit

Die langweiligste Verbindung zwischen zwei Punkten ist eine Gerade.
Australische Weisheit

Menschen geben ungern zu, dass sie keine Ahnung haben. Das hat neben den naheliegenden Ursachen – Angeberei, Vermeidung peinlicher Momente – damit zu tun, dass das menschliche Gehirn selbst ungern zugibt, keine Ahnung zu haben. Lücken in der visuellen Wahrnehmung, wie sie durch den blinden Fleck auf der Netzhaut oder bei Netzhauterkrankungen entstehen, füllt das Gehirn selbstständig mit zur Umgebung passenden Mustern auf. Experimente mit Split-Brain-Patienten, deren Gehirnhälften nicht miteinander in Verbindung stehen, zeigen, dass dieselbe kreative Auffüllung auch bei anderen geistigen Prozessen passiert: Zeigt man der rechten Gehirnhälfte solcher Patienten eine Aufforderung, den Raum zu verlassen, stehen sie bereitwillig auf. Wenn der Versuchsleiter dann fragt, warum der Patient aufgestanden sei, gibt die linke Gehirnhälfte – die für das Sprechen zuständig ist und von der Aufforderung nichts weiß – nicht etwa zu, dass sie keine Ahnung hat. Stattdessen produziert sie eine plausibel klingende Erklärung («Ich wollte mir nur eine Cola holen.»). Ähnliche erfundene Erklärungen für die eigenen Handlungen kann man bei Menschen unter dem Einfluss posthypnotischer Suggestionen beobachten. In der Psychologie bezeichnet man dieses Verhalten als Konfabulation.

Bei der Orientierung im Gelände sieht es ähnlich aus. Das Gehirn hält so lange wie möglich an der Illusion fest, man sei zwar gerade nicht exakt am geplanten Ort, werde aber bestimmt gleich nach der nächsten Wegbiegung Realität und Karte wieder in Einklang bringen. Weil es seine Desorientierung nicht eingestehen will, verbiegt es innere und äußere Karten, beschönigt die Tatsachen und tut alles Mögliche, nur nicht das, was man sich vom eigenen Gehirn in schwierigen Lagen wünscht. Um Mensch und Gehirn wenigstens vorübergehend zu einem Eingeständnis ihrer Ahnungslosigkeit zu bewegen, bedarf es großangelegter Verirrungen.

Der amerikanische Philosoph Henry David Thoreau lobt in «Walden» das Verirren unter diesem Aspekt:

«Sich im Wald zu verlaufen ist immer eine überraschende und denkwürdige und überdies wertvolle Erfahrung. Oft gelangt einer in einem Schneesturm an eine altbekannte Straße und kann sogar bei hellichtem Tag unmöglich entscheiden, welche Richtung zur Stadt führt. Obgleich er weiß, daß er den Weg tausendmal gegangen ist, kann er kein Zeichen erkennen, das ihm weiterhilft; die Straße ist ihm so fremd, als wäre sie in Sibirien. Nachts ist die Verwirrung natürlich noch unendlich größer. Auf den alltäglichen Gängen orientieren wir uns beständig, wenn auch unbewußt, wie Lotsen an gewissen wohlbekannten Signalfeuern und Landspitzen. Selbst wenn wir von unserem gewöhnlichen Kurs abweichen, haben wir noch immer die Lage irgendeiner benachbarten Formation verinnerlicht. Erst wenn wir uns vollkommen verlaufen oder uns im Kreis gedreht haben – der Mensch muß sich nur einmal mit geschlossenen Augen um sich selbst drehen und findet sich nicht mehr zurecht –, lernen wir die Weite und Fremdheit der Natur zu schätzen. Jeder Mensch muß die Himmelsrichtungen neu erlernen, sooft er aufwacht, sei es vom Schlafe oder sonst einer Geistesabwesenheit. Erst wenn wir den Weg verloren haben, beziehungsweise wenn wir die Welt verloren haben, beginnen wir, uns selbst zu finden, und entdecken, wer wir sind und wie unendlich das Ausmaß unserer Verbindungen ist.»

Es ist nicht nur die Seltenheit dieses Zustands, die ihn attraktiv macht. Der eigenen Unkenntnis ins Auge zu sehen kann produktiv und hilfreich sein. Auch im Horrorfilm überleben schließlich nicht die Militärveteranen mit der guten Ausrüstung. Es sind die ängstlichen und orientierungslosen Häschen, die am Ende unerwarteterweise doch noch mit dem Leben davonkommen. Das richtige Leben hält sich zwar nicht immer an die Spielregeln des Horrorfilms; die Bevorzugung der Ratlosen durch Drehbuchteams geschieht trotzdem nicht ganz ohne Grund. Der Mensch muss recht lange mit der Kettensäge durch den Wald gejagt werden, bis er von seinen bisherigen Ansichten und Gewohnheiten zu lassen bereit ist.

Die Umstellung von Verwunderung, Verwirrung und Empörung auf interessiertes Akzeptieren der Verirrtheit und der neuen Erfahrungen, die sie mit sich bringt, ist eine Art Angelpunkt. Viele Verirrungen enden vor diesem Moment. Stellt er sich aber ein, ist den Verirrten klar, dass sie ein Stadium der Verirrung verlassen und neues, klar abgegrenztes geistiges Territorium betreten. In den Worten des Autors Ulf Mailänder: «Manchmal kann durch den Zustand des Verirrens bei mir der Eindruck entstehen, dass ich jetzt mit meinem eigenen Latein am Ende bin. Ich bin sozusagen nicht mehr das autonome Subjekt, das Entscheidungen trifft, das Ziele hat und sie umsetzt. Ich bin plötzlich wie in einem anderen Feld, wo nicht ich die Ereignisse bestimme, sondern wo die Ereignisse sich ereignen wollen, und ich bin darin verwickelt. Die Verirrung ist sozusagen das Tor, das man da durchschreitet.»

Mit anderen Worten: Solange man orientiert ist, verhält sich die Welt so, wie es die subjektiven Konzepte und Ideen vorschreiben. Im verirrten Zustand jedoch übernimmt die Außenwelt die Kontrolle. Die Verirrten beginnen, sich mit

Hilfe ihrer Umgebung ein neues inneres Bild der Welt zu konstruieren. Das Tor, das Mailänder beschreibt, ist der Übergang von der Innenwelt zur Außenwelt, der Moment, an dem die Kontrolle vom Subjekt an das Objekt übergeht. Es ist ein langer und für Unerfahrene oft anstrengender Weg bis zu diesem Punkt. Erfahrene haben gelernt, sich weniger zu sträuben. Ihnen gelingt das Hineingleiten in die neue Daseinsform etwas leichter.

Tim Anderson ist eindeutig kein Neuling mehr, als er sich 2003 in einem selbstgebauten Kanu mit Ausleger und Segel auf den Weg nach Kuba macht. Im Frühjahr 2001 hat er sich in Yucatán mit einer beeindruckenden Vielzahl von Verkehrsmitteln verirrt. Wenige Monate später ist er mit einem Auslegerkanu von Seattle nach Alaska gesegelt. Er baut seine eigenen Segelboote, eigene Zelte und eigene Kompostklos. Auf dem Weg nach Kuba gelingt ihm schließlich das seltene Kunststück, sich zu verirren, obwohl er zu jedem Zeitpunkt relativ genau weiß, wo er sich befindet.

Warum Anderson von Florida nach Kuba will, darüber geben seine im Internet unter mit.edu/robot/ veröffentlichten Aufzeichnungen keine Auskunft. Er bietet verschiedene Gründe an, damit man ihn nicht länger mit Fragen belästigt, unter anderem könnte ihn eventuell seine Freundin verlassen haben. Am 23. April segelt er jedenfalls friedlich von der Florida Bay südlich von Miami in Richtung Südwesten. Wasser und Luft sind warm. Am Abend kommen die Sterne heraus. Ungefähr auf halbem Weg nach Havanna bricht das Ruder. Es ist ein Problem, das Anderson nicht vorhergesehen hat. Sein Reparaturversuch funktioniert nur halb: Solange er wach ist, kann er mit viel Mühe das Kanu auf Kurs halten. Schläft er ein, driftet es mit dem Golfstrom nach Nordosten. Havanna liegt im Südwesten. Mit jedem Tag entfernt er sich weiter von seinem Ziel Havanna und peilt schließlich stattdessen den kubanischen Badeort Varadero an. Kuba ist 1200 Kilometer lang und auch bei unpräziser Planung kaum zu verfehlen. Nachts liegt Anderson unter dem improvisierten Ruder und steuert nach Süden. Der Kleine Wagen dreht sich über ihm; die Sterne erscheinen ihm dick wie Hüttenkäse in diesen südlichen Breiten. Er denkt über eine Laser-Operation für seine Augen nach, damit er das Zeug am Himmel schärfer sehen kann. Endlich hat er die Nordostströmung hinter sich. Er kippt um und schläft in seinen nassen Sachen ein. Im Schlaf driftet er zurück in den Golfstrom. Was will das viele Wasser im Nordosten?

Anderson versucht es mit Gewichtsreduktion, damit das Boot nicht so tief im Wasser liegt. Es fällt ihm leicht, die unnützen Dinge wegzuwerfen, weil er sie oben in die Staufächer gepackt hat, damit er schwerer an die wichtigen Dinge darunter herankommt. Gegen die Intuition planen und gewinnen, für Laien ein riskantes Manöver, für Tim Anderson kaum der Rede wert. Er wirft seinen Angelköder weg, den er die ganze Zeit erfolglos hinter sich hergezogen hat, außerdem schweren Herzens die Nähmaschine, die er in Kuba verschenken wollte. Eine weitere Nähmaschine verloren im Bermudadreieck (Westspitze). Ein Hubschrauber taucht auf und kreist über dem Boot. Anderson befürchtet, wegen mangelnder Seetauglichkeit seines Kanus für rettungsbedürftig gehalten zu werden, da die Konstruktion größtenteils durch alte Fahrradschläuche zusammengehalten wird. Bisher hat es zur Vermeidung von Rettungseinsätzen immer genügt, der Küstenwache zuzurufen: «Ich habe eine Taschenlampe!» Auf einem Boot dieser Größe ist die Taschenlampe der einzige Gegenstand, zu dessen Mitführung man verpflichtet ist. Sein Funkgerät möchte er lieber nicht benutzen, aus Angst, sich wie ein Idiot anzuhören. Also winkt er und gibt Zeichen, von denen er vermutet, dass sie unter kompetenten Seeleuten gebräuchlich sind. Nach einer Weile dreht der Hubschrauber ab. Anderson wirft noch mehr weg, packt die wichtigen Dinge nach oben und bastelt sich aus einer Segelhülle und ein paar Holzstücken einen Treibanker. Das Boot bewegt sich jetzt ruhiger, und Anderson schläft wieder ein. Das Deck seines Kanus ist nass und rutschig, außerdem schmaler und kürzer als er selbst. Es ist nicht kalt, und seine einzigen Probleme sind die Müdigkeit, offene Stellen an Händen und Hintern und Sonnenbrand auf den Händen. Er hat genug Trinkwasser für mehrere Wochen, Nahrungsvorräte für fast ein Jahr, und er hat ohnehin keinen rechten Appetit.

Ein kurzer Exkurs über Vorbereitung: Erfolgreiche Verirrungen benötigen eine gewisse Planlosigkeit an den richtigen Stellen, aber auch ein Mindestmaß an Voraussicht. Und es ist vor allem das Wissen um die eigene Unvollkommenheit, das Menschen dazu bringt, Fehler schon im Vorfeld einzukalkulieren. Wer von sich selbst und den eigenen Fähigkeiten allzu überzeugt ist, lässt sich leicht von der Vorstellung leiten, man könne Fehler ja auch einfach vermeiden. Dieser Vorsatz funktioniert unter Zuhilfenahme von Glück eine Weile ganz gut. Das grundsätzliche Problem menschlicher Fehlbarkeit und unberechenbarer äußerer Faktoren behebt er aber nicht.

Dass Roald Amundsen im Unterschied zu Robert F. Scott lebend vom Südpol zurückkehrte, hatte unter anderem damit zu tun, dass Amundsen Planungsfehler und Orientierungsprobleme einkalkulierte. Amundsens Lebensmitteldepots wurden nach zwei Seiten mit je zehn schwarzen Flaggen an Bambusstäben im Abstand von 900 Metern markiert. Die Flaggen waren nummeriert, sodass das Auffinden einer einzigen Flagge im Umkreis von knapp zehn Kilometern um das Depot genügte. Scotts Depots waren mit einer einzigen Flagge gekennzeichnet. Dieses Verfahren trug nicht unmittelbar zu

Scotts vorzeitigem Tod bei, ist aber symptomatisch für seine gesamte Planung, die auf den britischen Idealen der Improvisation und Gleichgültigkeit gegenüber widrigen Bedingungen fußte. Beides sind sympathische Konzepte, die aber die richtigen Rahmenbedingungen brauchen, um sich zu entfalten. Die Gewässer zwischen Florida und Kuba eignen sich dafür besser als die Antarktis. Professionalität zeigt sich eben unter anderem darin, dass der Grad der Vorbereitung zum Ort der Verirrung passt.

Zurück zu Anderson, der sich jetzt in der Mitte zwischen den Bahamas und Miami befindet und sich in die falsche Richtung bewegt, nach Osten. Kuba ist auf diese Art nicht zu erreichen. In der Umschlagklappe des «Cruising Guide to the Caribbean» findet er eine Karte, mit deren Hilfe er sich orientieren kann. «Ich hatte nie den Ehrgeiz gehabt, von Florida nach Florida zu segeln», aber jetzt sehnt Anderson sich vor allem nach Festland, Schlaf und trockenen Kleidern. Spätestens an diesem Punkt erkennt man, dass Anderson ein Profi im Verirrensgeschäft ist. Andere hätten bereits den Bruch des Ruders als Anlass zur Umkehr genommen und nicht viel dazugelernt, außer, dass beim nächsten Versuch eine bessere Ruderkonstruktion nötig sein wird. Wieder andere hätten trotz sich verschlechternder Bedingungen auf dem ursprünglichen Plan beharrt, und wer weiß, ob sie dazu gekommen wären, später im Internet davon zu berichten. Geschickt angelegte Verirrungen bewegen sich auf einem schmalen Grat zwischen Zuversicht und Angst. Anderson beschließt, umzukehren.

Der Wetterbericht hat einen Sturm angekündigt, aber das ist bereits einige Tage her. Anderson hat das Radio seitdem nicht mehr eingeschaltet, weil er ohnehin nicht schneller segeln könnte. Da er sich nicht mehr sicher ist, ob er am Steuer wach ist oder schläft, beschließt er, vorsichtshalber in seinen

Träumen nichts Riskantes zu unternehmen. Segel und Wellen beginnen mit ihm zu sprechen. Er ignoriert ihre Stimmen zunächst, aber da sie harmlos wirken, hört er schließlich doch hin. Dabei stellt sich heraus, dass in seinem Bootsheck böse Außerirdische leben, die aber niemandem etwas zuleide tun. Es gehe ihnen beim Bösen ums große Ganze, nicht um Kleinkriminalität, erklären sie. Die Wellen unterhalten ihn stundenlang mit Stand-up-Comedy und Talkshows. Seine Segel sind ein Ehepaar in einer Radiotalkshow, die von einem Ex-Scheidungsanwalt moderiert wird. Das Vorsegel ist die Ehefrau. «Die Frau ist das stabilisierende Element in diesem Paar. Du kannst immer auf sie zählen. Aber du musst ihr Platz zur Entfaltung geben. Sie braucht auch mal Zeit für sich. Mach dir keine Sorgen, sie läuft dir schon nicht weg, lass einfach ein bisschen locker.» Die anderen Segel mischen sich ein, sagen: «Genau!», und erzählen von ihren eigenen Problemen. «Heißt das, ich soll die Vorschot gehen lassen?», fragt Anderson, und die Segel meinen: «Probieren kannst du's ja mal.» Er lässt die Vorschot gehen, die Segel füllen sich, das Kanu nimmt Fahrt auf, und das improvisierte Ruder lässt sich jetzt viel leichter handhaben.

Der Kleine Wagen steht nachts immer höher am Himmel, und der Widerschein einer amerikanischen Großstadt am Himmel wird heller. Im Morgennebel sieht Anderson Gebäude vor sich, aber leider auch neben und hinter sich. Die Gebäude sind Halluzinationen. Der Wind dreht, und der von der Wettervorhersage angekündigte Sturm zieht herauf. Es liegt so viel Wasser in der Luft, dass Anderson zum Atmen den Kopf zur Seite drehen muss. Er zurrt ein paar lockere Teile des Boots mit Fahrradschläuchen fest, setzt sich dann rittlings auf den Bootsrumpf und freut sich über den Sturm.

Nach dem Sturm herrscht Flaute, Andersons Haut ist vom Salzwasser entzündet, er kann immer noch nicht schlafen, und es gibt nichts zu tun. Er betrachtet sein Boot und seine Ausrüstung und überlegt, was er falsch gemacht hat. «Wie hatte ich es geschafft, ein Foltergerät zu bauen und mich darauf einzusperren? Das Boot war darauf optimiert, mich beliebig lang am Leben zu erhalten und mir gleichzeitig das Leben unerträglich zu machen. Es war unsinkbar, unzerstörbar, reichlich mit Lebensmitteln ausgestattet, und ich konnte mich auf dem Boot weder trocken halten noch schlafen. Das alles hatte ich mir selbst eingebrockt. War ich schon tot und in der Hölle, wo ich für irgendwas bestraft wurde?» Er unterhält sich mit den Wellen über diese Problematik.

Wellen: «Und was hast du gelernt?»

Anderson: «Dass ich Wasser, Steine und Bäume mag, und jetzt habe ich nur Wasser?»

Wellen: «Und?»

Anderson: «Und dass Menschen Landlebewesen sind, deren Haut man trocken halten muss. Deshalb teeren wir alles und bauen Klimaanlagen ein. Wir haben es gern 21 Grad warm und trocken wie in Addis Abeba, wo wir herkommen.»

Wellen: «Und?»

Anderson: «Hier ist es genau wie in einem Folterkeller, fehlt nur jemand mit einem Tablett voller Zangen.»

Wellen: «Und?»

Anderson: «Ich bin ein Idiot.»

Wellen: «Ganz sicher?»

Anderson: «Ich könnte alles Mögliche machen, stattdessen sitze ich hier. Das ist kein Pech. Es ist alles meine eigene Schuld.»

Wellen: «Und weiter?»

Anderson: «Ich bin ein Idiot.»

Wellen (sagen nichts, wirken aber zufrieden).

Anderson: «Und was jetzt?»

Wellen: «Wie, was jetzt?»

Anderson: «Was mache ich jetzt? Was soll ich mit der Auskunft anfangen, dass ich ein Idiot bin? Alles, was ich beschließen könnte, ist womöglich bescheuert. Brauche ich Berater? Oder wollt ihr bloß, dass ich weiß, dass ich ein Idiot bin?»

Aber die Wellen äußern sich nicht dazu, wie es weitergehen soll.

Schließlich tauchen im Dunst am Horizont wieder Rechtecke auf. Als sie nach einer Stunde immer noch da sind, kommt Anderson zu dem Schluss, dass es sich diesmal nicht um Halluzinationen, sondern um Gebäude handelt. Sie werden nur langsam größer. Der Wind frischt auf und treibt das Kanu vom Land weg. Anderson fragt die Segel, was sie von der Sache halten. «Na ja», sagen die Segel, «du könntest mal was anderes ausprobieren.» – «Was denn?» – «Dich anders hinsetzen?» Er traut dem Vorschlag nicht, schließlich sitzt er schon ganz hinten, ohne dass sich der Bug deshalb aus dem Wasser hebt. Probehalber setzt er sich auf den Auslegerbalken und verlagert sein Gewicht auf den Ausleger. Der Bug hebt sich aus dem Wasser, und das Boot segelt ruhiger. «Fällt euch sonst noch was ein?», fragt Anderson. «Was hast du denn noch?», fragen die Segel zurück. «Zwei Segel und ein Ruder.» – «Was kann man mit dem Ruder machen?» – «Die Hebelwirkung nutzen? Dann biegt es sich.» – «Nimm es mal an der dicksten Stelle. Spürst du den Unterschied?» Und so weiter. Die Tipps der Segel erweisen sich als so nützlich, dass Anderson als Nächstes die Wellen konsultiert. Auch die Wellen sind sehr hilfsbereit, und kurze Zeit später zieht er sein Boot an den Strand. Anderson hat in fünf Tagen etwa 500 Kilometer zurückgelegt und ist statt ins südwestlich gelegene Havanna nach Pompano Beach, Florida, gelangt, etwa 200 Kilometer nördlich von seinem Ausgangspunkt in Islamorada.

Die Ratschläge der Wellen mögen teilweise hartherzig erscheinen, aber tatsächlich ist mit der Einsicht, dass man ein

Idiot ist und keine Ahnung hat, der entscheidende Schritt getan. Auf dieser Grundlage gedeihen geistige Flexibilität und Erkenntnis. Die amerikanische Autorin Rebecca Solnit schreibt: «Verirrt sein heißt ganz präsent sein, und ganz präsent sein heißt Ungewissheit und Rätsel aushalten können. Man verirrt sich nicht, man verliert sich, und das impliziert eine bewusste Wahl, eine freiwillige Kapitulation, einen durch Geografie erreichbaren Geisteszustand.» Wenn wir uns an einer vorgefassten Meinung orientieren oder ganz auf eine bestimmte Sache konzentrieren, übersehen wir oft die Fakten. Wir reagieren nicht auf unsere Umwelt, sondern auf unsere Vorstellung davon, wie diese Umwelt auszusehen hat. Erst wenn man uns so lange schüttelt, bis wir uns ganz ratlos fühlen, fällt es uns leichter, die Welt neugierig zu betrachten und das Offensichtliche zu erkennen. Verirrungen und Schlafmangel sind zwei von vielen Techniken, die die Menschheit zu diesem Zweck entwickelt hat. Wahlweise kann man sich natürlich immer noch mit der Kettensäge durch den Wald jagen lassen.

Schluss:
Im Dienste der Erkenntnis

«So, so, ich bin also gerettet», sagte Mumintroll und war überrascht. «Es ist sehr schade, dass alles Spannende gerade in dem Augenblick zu Ende ist, wenn man davor nicht mehr Angst, sondern endlich Spaß daran hat.»

Tove Jansson: «Winter im Mumintal»

Wer sich mit dem Verirren befasst, lernt gleichzeitig mehr darüber, wie man sich nicht verirrt. Das ist unvermeidlich, aber keineswegs das heimliche Ziel dieses Buchs. In Wahrheit interessiert sich niemand für Navigation, jedenfalls wenn man nicht gerade Confluence Hunting betreibt (siehe Kapitel *Konfluenzen mit Koordinaten* S. 66). Herumirrende wollen nicht wissen, wo Norden ist (auch wenn die meisten wohl im Moment der heißen Erbosung über die Widerspenstigkeit der Wege anders antworten würden). Die wenigsten menschlichen Erkenntnisprozesse lassen sich durch den Einwurf «Norden ist übrigens da drüben» wesentlich beschleunigen. Wer wissen will, wo Norden ist, kann zu Hause bleiben und auf einen Kompass sehen. Vorteil: Es kostet viel weniger Zeit, und die Füße bleiben trocken. Genau genommen will man noch nicht einmal wissen, wo der Berg ist. Der Berg, den wir besteigen wollen, existiert nur in unserem Kopf und später als Gipfelfoto, das man an die Verwandten schickt.

Mit dem Wissen über Himmelsrichtungen verhält es sich so ähnlich wie mit dem Kauf eines Bohrers, über den der Marketingprofessor Ted Levitt sagt: «Die Leute wollen keinen 6-Millimeter-Bohrer kaufen. Sie wollen ein 6-Millimeter-Loch.» Tatsächlich wollen die meisten Menschen aber auch kein 6-Millimeter-Loch besitzen. Mit dem gekauften Bohrer wollen sie ihre Wohnung verschönern, und wenn man diesen Gedanken noch um ein, zwei Ecken weiterverfolgt, landet man beim Glück. Wer einen Bohrer kauft, möchte Glück erwerben. So kompliziert ist das Leben manchmal. Gut, dass es Baumärkte gibt.

Was also erwarten sich Menschen von der Beschäftigung mit Orientierungsfragen? Insgeheim geht es beim Verirren um Grundfragen der Wissenschaft, um Problemlösungsstrategien, um Einsichten in Erkenntnisprozesse. Welche Einflüsse tragen dazu bei, in uns Ideen entstehen zu lassen, richtige wie falsche? Auf welcher Grundlage können wir beurteilen, ob uns diese Ideen ans Ziel führen? Wie ist es möglich, den Überblick darüber zu behalten, was man weiß, und vor allem: was man nicht weiß? Kann derselbe verwirrte Kopf, der einen Fehler gemacht hat, diesen Fehler erkennen und sich quasi an den eigenen Haaren aus dem Sumpf ziehen? In ihrem Wesen verhalten sich Verirrte und Forschende ähnlich – was damit zu tun hat, dass Menschen zur Problemlösung ähnliche Methoden einsetzen, egal, in welcher Form sich die Probleme stellen.

Die Wissenschaftstheorie hat sich überraschenderweise noch nicht darauf geeinigt, was Wissenschaft eigentlich ist und wie sie funktioniert. Es gibt dazu eine Vielzahl widersprüchlicher Theorien, zudem ist die Praxis weit entfernt von einer sauberen Anwendung dieser Theorien. Aber auch wenn wissenschaftliche Methoden wandlungsfähig sind, das

Arbeitsmaterial bleibt immer gleich: Wissenschaft ist Umgang mit dem Unbekannten. Forschende stellen Fragen, erheben Daten, formen Theorien, wie die Antworten eventuell aussehen könnten, erheben neue Daten, verwerfen die Theorien wieder. Im günstigsten Fall hebt sich schließlich der Nebel, und die Fragen sind geklärt. Verirrte machen im Wesentlichen genau dasselbe, insbesondere die Sache mit dem Nebel ist dabei immer wieder hilfreich. Am Anfang steht ein Problem. Dann wird herumgelaufen, es werden Daten erhoben, zum Beispiel über den Verlauf von Flüssen und die Anordnung von Felsen in der Umgebung, man hat Ideen, wie das alles eventuell zusammenpassen könnte, eine mentale Landkarte wird erstellt, korrigiert und so weiter, mit anderen Worten: Es handelt sich um einen genuin wissenschaftlichen Vorgang.

Es gibt auf beiden Gebieten keine allgemeingültigen Regeln, die ein für alle Mal den Prozess des Verirrens und des Herausfindens beschreiben. Weder in der Wissenschaft noch beim Verirren können wir anhand eines festgelegten Programms herausfinden, wie der beste nächste Schritt aussieht. Die Vorgehensweise hängt von den Daten ab, vom Kontext, von den Ideen, die zur Verfügung stehen, und von den eigenen Fähigkeiten.

Die wesentliche Fähigkeit, die sowohl Forschende als auch Verirrensprofis auszeichnet, ist das Aushalten von Ungewissheit. Wissenschaft ist eine unerschöpfliche Quelle von Ungewissheit. Zwar präsentieren Forschende vorwiegend fertige Antworten und selten ihre größten Zweifel, was damit zu tun hat, dass Antworten sich leichter als Erfolg verkaufen lassen. Aber niemand wird ernsthaft bestreiten, dass Zweifel und Unsicherheit das Medium sind, in dem Wissenschaft stattfindet. Man muss dafür nicht einmal die Frage diskutieren, inwieweit Theorien je «fertig» und «wahr» sein können oder inwieweit objektive Messungen überhaupt möglich sind. Man muss auch nicht die Heisenberg'sche Unschärferelation erklären. Es ist viel einfacher: Forschende setzen sich nicht mit Fragen auseinander, die sie für erschöpfend beantwortet halten. Sie müssen akzeptieren, dass es mehrere mögliche Antworten gibt, mit anderen Worten, dass sie in unbekanntem Terrain operieren.

Aushalten von Ungewissheit ist die Essenz des Verirrens. Es geht darum, «hier» zu sein und sich nicht darüber zu sorgen, wo sich dieses «hier» befindet, die Zweifel über die inneren Landkarten nicht mühsam zu unterdrücken, sondern mit ihnen zu leben, oder mehr noch: aus dem Zweifel Befriedigung zu schöpfen. Wer Ungewissheit aushalten kann, wird außerdem nicht alle paar Minuten neue Theorien entwickeln, wie das Ziel am besten zu erreichen sei, und wird deshalb nicht ganz so wirr durch die Gegend laufen. Das eigene Unwissen für eine Weile geduldig ertragen, das ist eine wichtige Fähigkeit, die das Verirren lehrt.

Wie man beim Verirren oft den einen Ort verfehlt und dafür an einen anderen, viel interessanteren gelangt, so kommt es auch in der Wissenschaft vor, dass man beim Versuch, eine Frage zu beantworten, etwas ganz anderes herausfindet. Viagra sollte eigentlich ein Mittel gegen Angina Pectoris werden, Henri Becquerel entdeckte die Radioaktivität nebenbei bei der Erforschung der Phosphoreszenz, und Albert Hofmann war auf der Suche nach medizinisch verwertbaren Derivaten des Mutterkorns, als er versehentlich die welterste Dosis LSD einnahm. Sogar echte Fehler können sich vorteilhaft auswirken: Der Physiker Satyendra Nath Bose wollte seinen Studenten die Schwächen einer bestimmten Theorie demonstrieren, deren Vorhersagen sich nicht mit experimentellen Ergebnissen deckten. Ein einfacher Fehler, den er dabei beging, führte dazu, dass Theorie und Experiment erstmals zusammenpassten. Bose ging der Sache auf den Grund und entdeckte so die

Bose-Einstein-Statistik – in der breiten Bevölkerung nicht ganz so beliebt wie LSD, aber in der Quantenphysik, wie man hört, eine große Sache.

Nach all dem Lob ist es an der Zeit, eine bisher unterschlagene Tatsache einzugestehen: Trotz seiner zahlreichen Vorzüge ist Verirren alleine kein tragfähiges Konzept. Ständiges Verirrtsein ist keine Existenzform – weder in Wald und Wüste noch in der Wissenschaft. Man kann dauerhaft nur überleben, wenn die tatsächliche Umgebung und die Vorstellung, die man von dieser Umgebung hat, zumindest gelegentlich übereinstimmen. In der Kunst der Weg- und Zurechtfindung stellt Verirren die eine Hälfte dar, die andere ist das, was wir allgemein als Orientierung beschreiben. Das Ausdenken von Landkarten, Richtungen und Vorstellungen (Orientierung) sowie das Verwerfen all dieser schönen Konstrukte (Verirren) laufen im idealen Lernprozess gleichzeitig ab. Beharren und Zweifel beenden ihre jahrelangen Zwistigkeiten und schließen einen Waffenstillstand.

Sieht man genauer hin, dann überlagern sich auch in der Landschaft wohlausgedachte Wege auf unordentliche Weise mit Um- und Irrwegen. Im frisch gefallenen Schnee kann man den Spuren der Schneehasen folgen, weil unter ihnen oft die Spuren der Menschen liegen. Wählt der Schneehase diesen Weg, weil der alte Schnee darunter etwas festgetretener ist und der Hase so nicht bis zu den Ohrenspitzen einsinkt? Oder liegen unter den Spuren der Menschen wiederum die der Hasen, weil wir im Sommer den Hasenrennbahnen im Gras folgen – vielleicht im Glauben, es handle sich um gerade noch erkennbare Pfade? Wer folgt wem? Am Ende gehen wir vermutlich viele Wege auf den Spuren Ahnungsloser, die den Spuren Ahnungsloser folgen.

Quellen

Rachael Antony, Joël Henry: *The Lonely Planet Guide to Experimental Travel*, Lonely Planet Publications, London 2005

Hans Bertram: *Flug in die Hölle*, Welt im Buch, Verlag Kurt Desch, München 1955

Tom Brown, jr.: *The Tracker*, Berkley Books, New York 1978

Merlin Coverley: *Psychogeography*, Pocket Essentials, Harpenden 2006

Ross Dawson, Richard Watson («What's Next»/«Future Exploration Network»): *Extinction Timeline*, www.rossdawsonblog.com/extinction_timeline.pdf (2007)

Colin Ellard: You Are Here. Why We Can Find Our Way to the Moon, but Get Lost in the Mall, Doubleday, New York 2009

Gene Fear: *Surviving the Unexpected Wilderness Emergency*, Survival Education Association, Tacoma 1975 (zitiert nach Kenneth A. Hill)

Harold Gatty: Finding Your Way Without Map or Compass, Dutton, New York 1958

Reginald G. Golledge (Hrsg.): *Wayfinding Behavior: Cognitive Mapping and Other Spatial Processes*, The Johns Hopkins University Press, Baltimore 1999

Laurence Gonzales: *Deep Survival*, W.W. Norton, New York 2005

Holger Th. Gräf, Ralf Pröve: *Wege ins Ungewisse – Reisen in der Frühen Neuzeit 1500–1800*, S. Fischer Verlag, Frankfurt am Main 1997

Peter Grupp: Faszination Berg – Die Geschichte des Alpinismus, Böhlau Verlag, Köln 2008

Kenneth A. Hill: «The Psychology of Lost», in: Kenneth A. Hill: *Lost Person Behavior*, Ottawa, National SAR Secretariat 1998

Martin Hodgson: «Warum kehren wir nicht um?», in: *Stadtansichten*, Januar 2002, S. 19–23

Earl Hunt, David Waller: *Orientation and Wayfinding: A Review*, Office of Naval Research, Arlington, Virginia 1999

Giuseppe Iaria, Nicholas Bogod, Christopher J. Fox, Jason J. S. Barton: «Developmental topographical disorientation: Case one», in: *Neuropsychologia* 47, 2009, S. 30–40

Colin Irwin: «Inuit Navigation, Empirical Reasoning and Survival», in: *The Journal of Navigation* 38, 1985, S. 178–190

Erik Jonsson: Der innere Kompass – Warum wir uns verirren und wie wir unseren Weg finden, Walter Verlag, Düsseldorf 2004

Friedrich August Köhler: *Eine Alb-Reise im Jahre 1790 zu Fuß von Tübingen nach Ulm*, herausgegeben und kommentiert von Eckart Frahm, Wolfgang Kaschuba und Carola Lipp, texte verlag, Tübingen 1978

Robert J. Koester: Lost Person Behavior – A Search and Rescue Guide on Where to Look – for Land, Air and Water, dbs Productions, Charlottesville, Virginia 2008

Jon Krakauer: *Into the Wild*, Anchor Books, Random House Inc., New York 1996

Jon Krakauer: *Into Thin Air*, Anchor Books, Random House Inc., New York 1999

Hansjörg Küster: *Geschichte der Landschaft in Mitteleuropa*, C.H.Beck, München 1995

David H. Lewis: We, the Navigators: The Ancient Art of Landfinding in the Pacific, University of Hawaii Press 1994

David H. Lewis und Mimi George: «Hunters and Herders: Chukchi and Siberian Eskimo Navigation Across Snow and Frozen Sea», in: *The Journal of Navigation* 44 (1), 1991, S. 1–10

Hal Lillywhite: *Getting Lost*, web.archive.org/web/20070807103034/https://www.anbg.gov.au/instructions/lost.html

Wolfgang Linke: *Orientierung mit Karte, Kompass*, GPS, Delius Klasing, Bielefeld 2003

Jack M. Loomis et al.: «Nonvisual Navigation by Blind and Sighted: Assessment of Path Integration Ability», in: *Journal of Experimental Psychology: General*, 122 (1), 1993, S. 73–91

Enos A. Mills: *The Adventures of a Nature Guide*, Doubleday, Page & Company, New York 1920

Ian R. Mitchell: *Scotland's Mountains Before the Mountaineers*, Luath Press Ltd., Edinburgh 1998

Mark Monmonier: *Eins zu einer Million. Die Tricks und Lügen der Kartographen*, Birkhäuser, Basel u.a. 1996 (zitiert nach Schlögel)

John Muir: *The Wild Muir*, hrsg. von Lee Stetson, Yosemite Association, Yosemite National Park, California 1994

Eric Newby: *A Short Walk in the Hindu Kush*, Picador, London 2008

Joseph Peterson: «Illusions of Direction Orientation», in: *Journal of Philosophy, Psychology and Scientific Methods XIII* (9), 1916, S. 225–236

Martin Scharfe: *Wegzeiger – Zur Kulturgeschichte des Verirrens und Wegfindens*, Jonas Verlag, Marburg 1998

Karl Schlögel: *Im Raume lesen wir die Zeit*, Carl Hanser Verlag, München 2003

Bob Sharp: *Scottish Mountaineering Incidents (1996–2005)*

Rebecca Solnit: *A Field Guide to Getting Lost*, Penguin Books Canada 2005

Joseph Sonnenfeld: «Social dimensions of geographic disorientation in Arctic Alaska», in: *Études/Inuit/Studies* 26/2, 2002, S. 157–173

William G. Syrotuck: *Analysis of Lost Person Behavior – An Aid to Search Planning*, Barkleigh Productions, Mechanicsburg, Pennsylvania, 3. Auflage 2000

Henry David Thoreau: *Walden*, 1854, zitiert in der Übersetzung von Erika Ziha

H. W. Tilman: *The Seven Mountain-Travel Books*, Baton Wicks, London 2003

Paul Weßels: *Hesel*, Risius, Weener 1998

Dank

Für hilfreiche Hinweise sowie Berichte über Verirrungen danken wir Jürgen Brömmer, Philipp Felsch, Beat Gugger, Uwe Heldt, Max Hiller, Thomas Hölzl, Lars Hubrich, Lukas Imhof, Johannes Jander, Tobias Kaufmann, Markus Kempken, Wolfgang Linke, Thomas Macho, Ulf Mailänder, Mischa Mandl, Reinhold Messner, Jörg Meyerhoff, Maik Novotny, Annette Passig, Dieter Passig, Georg Passig, Gertrud Passig, Konstantin Passig, Nathalie Passig, Almuth Scholz, Henning Scholz, Volker Scholz, Christoph Schulte-Richtering, Ulrike Sterblich, Daniela Strigl, Max Winde und Angelika Winnen.